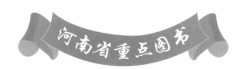

第3辑

慢性呼吸疾病居家康复指导丛书

肺结节
居家康复指导

总 主 编　刘剑波
分册主编　龙　勇　张　进　侯　露

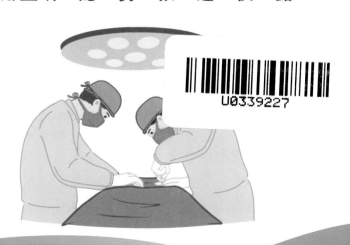

郑州大学出版社

图书在版编目(CIP)数据

肺结节居家康复指导 / 龙勇,张进,侯露主编. -- 郑州 : 郑州大学出版社,2023.11

(慢性呼吸疾病居家康复指导丛书 / 刘剑波总主编.第 3 辑)

ISBN 978-7-5645-9908-9

Ⅰ. ①肺… Ⅱ. ①龙…②张…③侯… Ⅲ. ①肺疾病 – 康复 Ⅳ. ①R563.09

中国国家版本馆 CIP 数据核字(2023)第 200107 号

肺结节居家康复指导

FEIJIEJIE JUJIA KANGFU ZHIDAO

策划编辑	陈文静	封面设计	苏永生
责任编辑	吕笑娟	版式设计	苏永生
责任校对	张 楠	责任监制	李瑞卿

出版发行	郑州大学出版社	地 址	郑州市大学路 40 号(450052)
出 版 人	孙保营	网 址	http://www.zzup.cn
经 销	全国新华书店	发行电话	0371-66966070
印 刷	河南文华印务有限公司		
开 本	710 mm×1 010 mm 1 / 16		
本册印张	7	本册字数	121 千字
版 次	2023 年 11 月第 1 版	印 次	2023 年 11 月第 1 次印刷

书 号	ISBN 978-7-5645-9908-9	总 定 价	180.00 元(全三册)

本书如有印装质量问题,请与本社联系调换。

主编简介

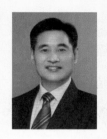

刘剑波,博士,二级教授、主任医师,博士研究生导师,河南省政府特殊津贴专家,郑州大学第二附属医院院长。河南省医学科普学会副会长、河南省临床营养师协会副理事长、河南省医学会呼吸病学分会副主任委员、河南省抗癌协会理事及肿瘤精准医学专业委员会名誉主任委员、中国毒理学会中毒与救治专业委员会副主任委员等。被评为河南省抗击新冠肺炎疫情先进个人、河南省教科文卫体系统优秀工匠人才,荣获河南省五一劳动奖章、河南优秀医师奖等。《中华结核与呼吸杂志》编委、《郑州大学学报(医学版)》审稿专家等。

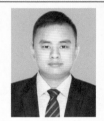

龙勇,硕士,主治医师,郑州大学第二附属医院胸外科医生。河南省抗癌协会纵隔肿瘤专业委员会委员,被评为河南省卫生技术标兵。发表论文 10 多篇,主要从事胸外科疾病微创手术治疗,尤其是肺结节良恶性的诊断及鉴别诊断。

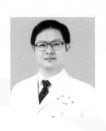

张进,博士,副主任医师,硕士研究生导师,郑州大学第二附属医院胸外科副主任,叙事医学教研室副主任。河南省医师协会胸外科医师分会青年委员、河南省抗癌协会肺癌专业委员会委员、河南省研究型医院学会医学人文专业委员会常务委员、中国胸壁外科联盟华中地区联盟常务委员。发表 SCI 和中文核心期刊论文 20 多篇,主编、参编专著 2 部,承担省、市级等项目 10 项。

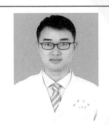

侯露,硕士,主治医师,郑州大学第二附属医院胸外科医师。河南省抗癌协会食管癌专业委员会青年委员,被评为河南省卫生技术标兵。发表中文核心期刊论文 10 多篇。承担厅级科研项目 2 项。

作者名单

主　编　龙　勇　张　进　侯　露

副主编　王伟阁　冯　超　葛晓晴

编　委　龙　勇　张　进　王伟阁

　　　　侯　露　张　弛　杨珍珍

　　　　周　茹　黄丽慧　冯　超

　　　　曹宗宇　葛晓晴

前　言

　　一直以来，因我国庞大的农村人口基数及其相对较少的人均可支配收入，恶性肿瘤的早诊早治工作推广得并不理想。肺癌作为我国发病率及死亡率最高的恶性肿瘤，治疗的总体现状仍不容乐观。但随着社会经济的不断发展，人民生活水平的逐渐提高，健康体检也逐渐成为居民生活不可或缺的一部分。因胸部薄层 CT 扫描作为筛查早期肺癌的工具逐渐得到了广泛的专家认可，越来越多的肺结节正在被发现。肺结节是一种常见的肺部病变，尽管肺结节并不一定是肺癌，但它的存在仍然会引起人们的担忧和恐惧。为了帮助人们更好地认识肺结节、认识肺癌、了解肺癌早诊早治的必要性，同时避免出现消极治疗或过度治疗，我们编写了本书。

　　我们邀请了郑州大学第二附属医院具有丰富临床经验的知名中青年专家编写了这本《肺结节居家康复指导》。本书作为"慢性呼吸疾病居家康复指导丛书（第 3 辑）"中的一册，内容共分为四个部分，分别为经典案例、认识肺结节、肺结节的治疗、居家康复指导。在本书中，我们将结合典型案例，通过一问一答的形式为读者提供全面而详细的肺结节知识，帮助读者了解肺结节的成因、处理策略、诊断治疗方法、居家康复等。作为科普读物，本书语言表述通俗易懂，内容紧贴生活，为读者提供有益的信息和指导，帮助人们更好地了解肺结节，并在面对这种疾病时采取适当的行动。我们希望通过本书的出版，能够帮助读者摆脱对肺结节的恐惧和焦虑，更好地维护自己的健康和幸福。

我们真诚希望本书能为社会大众普及肺结节相关知识,但作为科普读物,书中个别措辞与专业术语有所不同,部分内容和观点不能完全等同于临床专业医嘱,不能完全照搬照用。尽管编者前期已查阅大量书籍及文献,但限于水平,书中不足与疏漏之处在所难免,恳请读者批评指正。

编者

2023 年 11 月

目 录

经典案例

认识肺结节

1

肺结节的治疗

居家康复指导

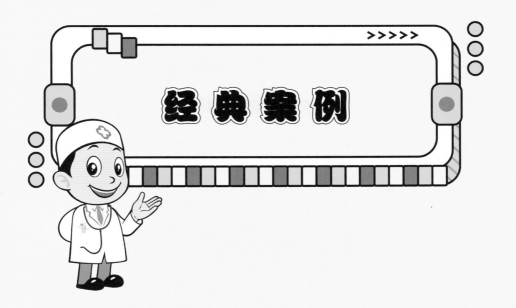

经典案例

消失的炎性结节

　　李某,男,48岁,快递员,因3天前体检行胸部CT检查发现肺部结节来院就诊。CT片上可见双肺多发磨玻璃结节,较大的结节位于左肺上叶,直径约15毫米,边界模糊。无发热、咳嗽、乏力、盗汗,无胸痛、胸闷、呼吸困难等症状。进一步询问李某既往有没有做过胸部CT检查,他拿出1年前体检的胸部CT片,通过阅片未发现明显结节样病变。医生考虑炎性病变可能较大,建议李某口服莫西沙星片治疗2周,1个月后返院复查。可是李某特别担心肺部的结节,害怕是癌症,因为他的一个邻居就有肺结节,通过手术治疗切除结节后病理化验的结果是肺腺癌。李某还有3个上学的孩子,一家人未来的花销都是一笔不小的费用,他越想越害怕,反复问医生他的肺结节是不是癌症、能不能治好、会不会复发等。经过医生反复的讲解、安慰后李某才放心地离开了。1个月后,李某如约而至,刚复查了胸部CT就迫不及待地找医生看结果,CT片显示肺部的结节几乎都消失了。医生告知李某不需要再进一步治疗,只需要定期健康体检就行,李某长长地舒了一口气才满意地离开。

 长大的早期恶性结节

　　张某,女,52岁,教师,5年前体检发现双肺多发磨玻璃结节,5年来张某每年都按医生的建议做了胸部CT检查,肺部结节的大小、形状、密度等均未见明显变化,结节较大者位于右肺下叶背段,最大直径约8毫米,边界清晰,密度尚均匀。1周前张某再次来到医院复查胸部CT,这一次检查发现右肺下叶背段较大的结节稍微长大了一些,直径约10毫米,边界清晰,密度比1年前稍有增加。听到医生说出这一变化,她的脸上出现了些许的紧张和不安,过了会儿她回过神来问了一系列问题,比如:我肺上的结节是肺癌吗?

需要手术治疗吗？结节都要切掉吗？为什么结节都长大了我却没有感觉？之前偶尔觉得胸痛，是结节长大了吗？肺上其他的结节是恶性或者转移的吗？手术切除后还会复发吗？其父亲因"肺癌"病故。最终张某在医生的建议下行胸腔镜下右肺下叶背段切除术，术后病理提示微浸润腺癌。幸运的是张某的病情属于早期肺癌，通过手术完整切除肿瘤即可达到长期生存，手术后不需要行化疗等辅助治疗，只需定期随访行胸部 CT 检查即可。

 案例三 随访中的无变化结节

　　张某，女,57 岁,银行职员,6 年前体检行胸部 CT 检查见右肺上叶纯磨玻璃结节,直径约 5 毫米,边界清晰。6 年来张女士定期行胸部 CT 检查,右肺上叶结节未见明显变化。近日张女士再次来院就诊复查胸部薄层 CT,结果显示右肺上叶可见一纯磨玻璃结节,直径约 6 毫米,边界清晰,密度尚均匀,较前密度未见明显增加。张女士见报告单显示结节直径数值较上一年增加了 1 毫米,十分紧张,于是提出几个问题:我的结节是不是恶变了？是不是应该及时做手术切除肺结节？如果继续随访是不是会耽误治疗而影响治疗效果？医生反复安慰她,对她开始了"话聊"。首先,对于数个毫米的结节,1 毫米的数值变化可能是测量误差导致;其次,我们看到的影像学上的结节是一个横截面的断层解剖图像,上下两层图像之间存在一定间距,前后两次所报告的结节直径不一定是结节的同一个层面。对于这种大小没变化或者变化较小的结节,我们主要观察其密度的变化,如果密度无变化就可以放心继续随访。对张女士的结节进行分析,目前诊断为肺原位腺癌的可能性较大,现阶段结节增长缓慢甚至可能长期停留在现状,仍然可以继续随访,直至明确判断结节直径或密度增加的时候再进行手术治疗,不宜过早进行手术。张女士听完后如释重负,约定好下一次随访时间后就满意地离开了。

案例四 被耽搁而进展的肺癌

　　王某,男,65 岁,个体经营者,5 年因骑自行车不慎摔倒致使胸壁擦伤,到医院就诊行胸部 CT 检查,左肺上叶可见一直径约 15 毫米混合密度磨玻璃结节,边界清晰,结节内血管增粗,考虑微浸润腺癌可能性较大,建议行手术治疗。王某觉得自己没有任何不适,一到医院检查就有各种问题,认为医生都会把病情说得很严重,于是拒绝了住院手术治疗。5 年来他也未定期复查胸部 CT。近 1 个月王某频繁干咳,闻到油烟味或者吸入凉气时咳嗽得更剧烈,自行前往药店购买止咳药服用,咳嗽有所缓解但并未痊愈,直到 1 天前晨起咳嗽时发现痰中带血,被吓坏了的王某火速赶到医院做了胸部 CT 检查,结果显示左肺上叶存在一个直径约 3.5 厘米的肿块,肿块可见分叶及毛刺征象,左肺门可见肿大淋巴结,考虑肺癌可能性大。医生告知王某,他所患的可能是肺癌,需要住院进一步评估有无肿瘤转移、有无手术治疗机会。这次王某毫不犹豫地办理了住院手续,刚住上院就急着要求医生给安排手术治疗。幸运的是王某经过检查未发现有肿瘤远处转移迹象,心肺功能良好,能耐受手术治疗,肿瘤处于 Ⅱ 期,尚有手术治疗机会。于是医生给王某安排行手术治疗,术后病理结果证实肿瘤已经发生肺门淋巴结转移,肺癌基因检测结果显示存在 *EGFR* 基因突变。手术后王某提出了许多问题:我的肿瘤切干净了吗? 这个肿瘤还会复发吗? 手术后需要化疗吗? 需要做放疗吗? 手术后还能活多久? 王某十分懊悔 5 年前没有听从医生的建议做手术。医生告诉王某,他虽然不幸得了肺癌,但幸运的是有基因突变,将来可以口服靶向药物进行治疗。靶向药治疗效果比较明显,目前手术已经安全切除肿瘤及局部转移淋巴结,术后需要做化疗从而降低肺癌的复发率,现在不需要做放疗。目前医疗技术的发展日新月异,肺癌治疗的手段也越来越多,治疗效果越来越好,可能在不久的将来能够让肺癌变成一种慢性疾病,甚至是可治愈疾病。听到这王某才又重新振作起来,积极配合术后康复锻炼,几天后王某就顺利出院了。

不一样的结节,不一样的治疗方法

　　孙某,男,48 岁,农民,2 年前因低热、乏力、夜间睡眠时出汗增多至医院就诊,行胸部 CT 检查发现双肺弥漫性肺结节,结节大小、形态较一致,考虑肺结核可能性,建议至省传染病医院就诊,进一步明确诊断及治疗。经省传染病医院检查确诊为急性血行播散性肺结核(又称急性粟粒型肺结核),给予抗结核治疗,1 年后复查胸部 CT 见双上肺陈旧性病变,右肺中叶见一直径约 10 毫米磨玻璃结节,边界清晰,建议半年后复查胸部 CT。因个人原因孙某推迟半年复查,3 天前查胸部 CT,结果显示右肺中叶结节直径约 12 毫米,边界清晰,结节内密度增加,可见部分实性成分,呈混合密度磨玻璃结节,考虑微浸润腺癌可能性较大。这时孙某脸上充满疑惑地问道:我得的是肺结核,怎么会变成肺癌了? 会是肺结核复发吗? 还能治疗吗? 需要怎么治疗? 以前感染过肺结核,影响治疗吗? 医生告诉孙某不是肺结核变成了肺癌,可能是恶性结节和结核性结节同时存在甚至早于结核性结节出现,只是没有相应的症状没能及时被发现,感染肺结核时大量的肺部结核结节掩盖了肿瘤性结节,当肺结核得以控制后肿瘤性结节才得以突显出来,这就和"水落石出"是同一个道理。孙某右肺中叶结节考虑是早期的肺癌,目前肺结核控制良好,没有活动性结核,可以通过手术治疗,但既往感染过肺结核可能会增加手术难度及术后风险。听完医生的解释后孙某才解开了心中的疑惑,欣然地接受了胸腔镜下切除右肺中叶手术治疗,术后病理证实为微浸润腺癌。出院前孙某说道:"幸亏得了肺结核,要不然就发现不了这个'早期毒瘤'。"

案例六 转移瘤和原发肿瘤的肺结节不一样

赵某,女,58 岁,农民,7 年前因患有甲状腺癌行手术治疗,术后病理提示为甲状腺乳头状癌,术后定期复查,近 3 年未复查。1 周前行胸部 CT 检查发现左肺下叶有一直径约 1.2 厘米混合密度磨玻璃结节,边界清晰,有浅分叶,密度不均匀,结节内可见迂曲血管,考虑原发性肺癌可能性大,建议行手术治疗。这时赵女士十分疑惑,提出了很多问题,比如:我这个结节是不是甲状腺癌转移了? 手术治疗效果怎么样? 不做手术可以吗? 治疗后还会复发转移吗? 医生耐心地给赵女士及家属讲解道,甲状腺癌术后的确存在肿瘤复发和转移的风险,但是甲状腺乳头状癌一般预后较好。从 CT 表现来看,肺部的结节像是原发性肿瘤可能性较大,目前肿瘤处于早期阶段,手术治疗是最佳选择,并不是唯一选项,术后同样面临着肿瘤复发及转移风险,但幸运的是早期肺癌根治性切除后复发转移风险较小。听完医生的解释后赵女士办理了住院手续,在术前检查、准备完毕后安排了手术治疗,术后病理结果提示微浸润腺癌,术后不需要进一步治疗,定期随访复查胸部 CT即可。

案例七 不是所有的恶性肺结节都需要手术治疗

王某,男,92 岁,离退休人员,即往患有糖尿病 30 余年;脑梗死 10 余年,无脑梗死后遗症;冠心病 3 年,平素偶有心前区疼痛,应用速效救心丸后疼痛可缓解。因冠心病住院于心血管内科病房,行胸部 CT 检查见右肺上叶可见一直径约 2.5 厘米混合密度磨玻璃结节,边界清晰,结节可见分叶,双肺肺气肿,右上肺结节早期肺癌可能较大。王某子女看到这一结果十分紧张,于是找到了医生,提出很多问题:这个病可以手术治疗吗? 手术风险大吗? 不做手术会怎样? 还有其他什么治疗方案吗? 虽然家属要求做手术的愿望十分强烈,但是王大爷的情况并不适合立即做手术。医生给王大爷的子女解释道,王大爷基础疾病众多,心肺功能差,行外科手术治疗风险极高,术中、术后发生心脑血管意外导致死亡风险较高,虽然肺部结节恶性可能性较大,但分期较早,对王大爷的生命威胁没有心脑血管意外大,目前宜紧急治疗冠心病,待身体康复后定期复查胸部 CT,在身体条件能耐受的时候可以选择行射频消融微创治疗。对于一个疾病的外科治疗,其目的是尽可能延长患者预期寿命,提高生活质量,当手术治疗达不到上述预期的时候就不要盲目地选择该治疗方式。听完解释后王大爷的子女们才解开了心结,继续陪王大爷在内科治疗冠心病。

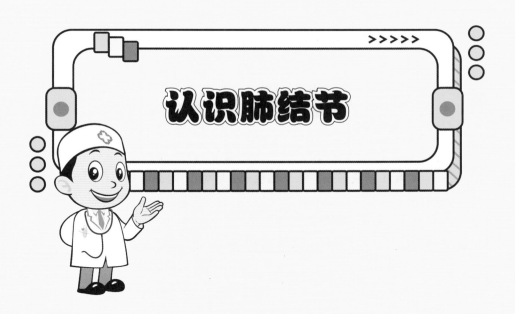

认识肺结节

1. 肺结节是怎么形成的？

肺结节不是一种病,而是一种影像学描述,定义为影像学上直径≤3厘米的圆形或类圆形、局灶性、密度增高的亚实性或实性肺部阴影,可为单发或多发,不伴有肺不张、肺门淋巴结肿大、胸腔积液,阴影周围为正常含气肺组织。

诸多因素均可形成肺部结节,根据结节的良恶性分为良性肺结节和恶性肺结节,其中,90%以上的肺结节为良性,仅有不足10%的肺结节是恶性的。

良性肺结节的形成原因众多。①感染性疾病:分枝杆菌感染(如结核分枝杆菌、鸟分枝杆菌、非典型分枝杆菌等)、病毒感染(如单纯疱疹病毒、麻疹、水痘-带状疱疹病毒、呼吸道合胞病毒、巨细胞病毒、黏病毒等)、细菌感染(如衣原体、放线菌、肺炎球菌、金黄色葡萄球菌)、真菌感染(如隐球菌、毛霉菌、侵袭性曲霉菌、白念珠菌、粗球孢子菌等)、寄生虫感染(如血吸虫、肺吸虫、棘球蚴、蛔虫等)。②血管性疾病:动静脉畸形、肺梗死、肺动脉瘤、血肿、肺静脉曲张、肺毛细血管瘤。③先天性疾病:肺隔离症、支气管源性囊肿、支气管闭塞伴黏液嵌顿。④炎性疾病:类风湿、肉芽肿病、显微镜下多血管炎、肺结节病。⑤肺内或胸膜下淋巴结。⑥肺良性肿瘤:错构瘤、软骨瘤、纤维瘤、脂肪瘤、神经鞘瘤、神经纤维瘤、浆细胞肉芽肿、子宫内膜异位症。⑦其他:盘状肺不张、肺淀粉样变、类脂性肺炎、肺部瘢痕、肺尘埃沉着病(曾称尘肺)等。

恶性肺结节有原发性肺癌、转移性结节(头颈部恶性肿瘤、胸部恶性肿瘤、结肠癌、黑色素瘤、肉瘤、生殖细胞肿瘤等)、其他(畸胎瘤、结外淋巴瘤、浆细胞瘤等)。

良性肺结节中约80%为肉芽肿性疾病及肺内淋巴结,少数为错构瘤、软骨瘤等良性肿瘤。单发恶性肺结节中,多数为原发性肺癌,以早期肺腺癌为最常见,其次为肺鳞状细胞癌。

（龙　勇）

2. 肺结节可以自愈吗?

有时候,肺结节可能是良性的,不需要特殊治疗,而是需要长期观察。然而,肺结节也可能是恶性的,需要在适当的时候进行治疗。肺结节能否自愈取决于其性质和大小,有一些是可以自愈的肺结节。良性肺结节通常是自限性的,意味着它们通常不需要治疗,只需要借助影像学检查定期观察。许多良性肺结节在观察期内可能会缩小或消失。如果肺结节保持不变或变大,可能需要进一步的评估和治疗。通常情况下,良性肺结节需要长期的随访和定期的影像学检查,恶性肺结节需要在适当的时候进行治疗。肺癌的治疗通常包括手术切除、放疗和化疗等。恶性肺结节的治疗方案取决于肺结节的大小、位置、形态、病理学类型、分期等因素。治疗恶性肺结节的目的是通过手术、化疗或放疗等方式消除癌细胞,从而阻止其扩散到其他部位。治疗后需要进行定期的随访,以确保恶性肺结节复发或扩散到其他部位时能及时发现并治疗。

还有一些可以自愈的肺结节。例如,肺部感染可能导致肺结节的形成,但在感染治愈后,肺结节通常会自行消失。此外,过去的肺结核和真菌感染也可能会留下肺结节,但通常这些肺结节病变不是活动性的,并不需要治疗。其他可以自愈的肺结节包括一些炎症性和肉芽肿性病变,如结节病、肺泡出血等。肺结节的自愈并不是常见现象,如果发现肺结节,特别是有风险因素存在的情况下,应及时咨询医生进行评估和治疗,以排除可能的疾病或确诊肺结节的性质,提高治疗效果和预后。

(龙 勇)

3. 肺结节可能会有哪些症状?

肺结节一般没有明显的症状,通常是通过影像学检查发现的。虽然肺结节本身通常没有症状,但是如果肺结节是恶性的,随着结节的生长,不同部位的结节可能会出现一些相关的症状。

（1）咳嗽

位于肺中央的肺结节随着体积增大可能会导致咳嗽,咳嗽是肺癌最常见的症状之一。恶性肺结节可能会导致咳嗽,并且咳嗽可能会变得更加频繁和剧烈。咳嗽可以伴随咳痰、咳血痰或呼吸困难。

（2）呼吸困难

肺结节如果很大或者数量很多,可能会对呼吸产生影响,导致呼吸困难或气促。

（3）胸痛

位于肺周围的恶性肺结节,随着结节体积增大,侵犯胸膜或胸壁软组织,可能会导致胸痛。胸痛是肺癌的症状之一,特别是当肺癌扩散到胸壁、肋骨或神经时。

（4）喉咙痛或进食哽噎感

恶性肺结节发生食管旁淋巴结转移或肿瘤直接侵犯时,可能会导致喉咙痛或进食哽噎感。

（5）体重减轻

如果恶性肺结节导致身体免疫系统的反应,身体可能会消耗更多的能量,导致体重减轻。

（6）疲劳

恶性肺结节可能会导致身体感到疲劳或虚弱。

以上症状并不一定表明肺结节是恶性的,这些症状也可能与其他肺部疾病有关。如果发现肺结节,特别是有风险因素存在的情况下,应及时咨询医生进行评估和治疗,以排除可能的疾病或确诊肺结节的性质,定期进行肺部检查非常重要,可以及早发现肺结节和肺癌,提高治疗效果和预后。

（侯　露）

4. 如何发现肺结节？

肺结节通常没有特异的临床症状,因此发病十分隐匿,只有主动行相应的检查才能发现。有些肺结节是良性的,不会对健康产生影响,而有些肺结节是恶性的,发现不及时可能导致肿瘤转移影响生命。因此,及早发现肺结节非常重要,可以提高治疗效果和预后。以下是几种常见的发现肺结节的方法。

（1）X 射线检查

X 射线检查是常见的肺结节筛查方法之一。在 X 射线胸片中,医生可以检测到肺部的阴影,并确定是否存在肺结节。然而,X 射线检查对小型肺结节的检测能力有限,误差较大。

（2）CT 扫描

CT 扫描是检测肺结节的常见方法之一。CT 扫描可以提供更详细的图像,可以检测到更小的肺结节,能够评估肺结节的大小、形态、密度等特征,确定肺结节的性质。低剂量薄层 CT 扫描能够提供更加清晰的图像,检出更小的肺结节,通常是肺结节筛查的首选方法。

（3）PET-CT 扫描

PET-CT 扫描是一种结合了正电子发射断层扫描和计算机断层扫描的检查方法。它可以同时评估肺结节的代谢活性和形态学特征,对于鉴别恶性肺结节和良性肺结节具有一定的价值。

肺结节通常没有明显的症状,因此定期进行肺部检查非常重要,可以及早发现肺结节和肺癌。对于高危人群,例如长期吸烟者、家族中有肺癌史的人群,以及长期暴露于放射线和其他致癌物质的人群,应该定期进行肺部筛查,以便及早发现和治疗肺结节和肺癌。肺部筛查通常推荐低剂量薄层 CT 扫描。此外,对于已经发现肺结节的人群,需要进行综合评估和治疗。在评估肺结节的性质和恶性风险时,医生通常会考虑肺结节的大小、形态、密度、位置、代谢活性等特征,并结合患者的年龄、性别、吸烟史、家族病史、其他慢性肺部疾病等因素进行综合评估。对于良性肺结节,医生通常建议进行定期随访,以便及早发现任何变化。对于恶性肺结节,可能需要进行手术切除、放疗、化疗等治疗措施,以提高治疗效果和预后。

(张　进)

5. 肺结节如何分类?

根据肺结节的性质和恶性风险,可以将其分为良性肺结节和恶性肺结节两种类型。目前,临床上常用的肺结节分类方法主要包括以下几种。

(1)根据影像学表现分类

根据肺结节的影像学表现,可以将其分为肺实性结节和肺亚实性结节,而亚实性结节包括混合密度结节和纯磨玻璃结节两种类型。肺实性结节是指病变内部均为实性成分的肺结节;而肺亚实性结节是指病变内部包含实性和非实性成分的肺结节,恶性风险较实性结节高。

(2)根据病理学分型分类

根据肺结节的病理学分型,可以将其分为良性肺结节和恶性肺结节两种类型。良性肺结节包括肺血管瘤、肺内炎性假瘤、肺结节病、肺错构瘤等;而恶性肺结节则包括肺癌、淋巴瘤、转移性肿瘤等。病理学分型是确定肺结节性质和恶性风险的重要依据之一。

(3)根据代谢活性分类

根据肺结节的代谢活性,可以将其分为高代谢肺结节和低代谢肺结节两种类型。高代谢肺结节通常是恶性肿瘤的表现,代表性的指标是 FDG-PET-CT 扫描中的最大标准化摄取值(SUVmax);而低代谢肺结节则恶性风险较低。

总之,肺结节有多种分类方法,根据不同的分类方法,可以更加准确地评估肺结节的性质和恶性风险,制订相应的治疗方案。医生需要根据患者的具体情况,综合考虑肺结节的大小、形态、密度、病理学类型、代谢活性、临床分期等多个因素,对肺结节进行分类和评估。同时,还需要密切关注肺结节的生长趋势和恶性风险,进行定期随访和检查,及时发现和治疗恶性肺结节,降低患者的死亡风险和提高治疗效果。肺结节分类方法并非一成不变的,随着医学技术的进步和研究的深入,可能会不断更新和完善。此外,不同的分类方法之间也存在相互影响和相互补充的关系,需要根据具体情况进行综合考虑。因此,医生需要根据患者的具体情况,结合多种分类方法,制订个性化的诊断和治疗方案,实现精准医疗和最佳治疗效果。

(葛晓晴)

6. 肺结节的形成是否与吸烟有关?

吸烟是导致肺结节形成的主要危险因素之一,长期吸烟可以导致肺部组织损伤和修复,引起肺泡上皮细胞增生形成结节。据统计,吸烟者患肺结节的风险比非吸烟者高 5 倍以上。

吸烟不仅增加了患肺结节的风险,还增加了患肺癌的风险。根据研究显示,吸烟是肺癌的主要危险因素之一,吸烟者患肺癌的风险比非吸烟者高 10 倍以上。吸烟对肺部的危害主要是由吸入的有害化学物质引起的,其中包括尼古丁、苯、一氧化碳、氮氧化物等。这些有害化学物质会影响肺部细胞的正常功能,引起组织损伤和炎症反应,最终导致肺癌和其他呼吸系统疾病的发生。

吸烟引起的肺结节通常是多发性、双侧性和周围性的,肺结节的大小、形状、数量和分布可能会因吸烟年限、每天吸烟量、烟草类型和吸烟方式等因素而有所不同。有研究表明,肺结节的数量和直径随吸烟量的增加而增加,肺结节的出现与吸烟年限和开始吸烟的年龄也有关。

虽然吸烟是肺结节和肺癌的主要危险因素之一,但不是所有患肺结节的人都是吸烟者,也并非所有吸烟者均会出现肺结节。其他因素,如环境污染、职业暴露、家族遗传等也可能导致肺结节的形成。此外,一些良性的肺结节也可能是由其他疾病或因素引起的。即使没有吸烟史,肺结节也可能是肺癌的早期征兆之一。因此,每个人都应该定期进行肺部体检,特别是那些有患肺癌高危因素的人。通过早期发现和治疗,可以提高治愈率和生存率。

(冯　超)

7. 肺结节的形成是否与肺炎有关?

肺结节的形成与肺炎有时可能有关联,但不是所有的肺结节都与肺炎有关。在某些情况下,肺炎可能会导致肺部出现结节,但在其他情况下,肺结节是由其他原因引起的。

肺炎是由病原体感染引起的肺部炎症,病原体包括细菌、病毒和真菌等。炎症通常会导致肺部组织损伤和修复,这可能导致肺结节形成。这些结节通常是由肺泡上皮细胞增生形成的,它们通常是可逆的并在肺炎治愈后消失。但是,有时这些结节可能会持续存在并成为肺部的异常表现。

除了肺炎外,其他一些因素也可能导致肺结节的形成,例如肺纤维化、肺栓塞、结缔组织病和某些药物等。此外,大多数肺结节是由年龄和长期吸烟等因素引起的。

需要指出的是,即使肺结节的形成与肺炎有关,也不能轻视它们的存在。肺结节可能是肺癌的早期征兆之一,因此应该进行进一步的检查以确定其性质和治疗方法。如果肺结节的大小、形状、位置或数量等发生变化,则应立即告知医生,以便及时进行干预治疗。

(曹宗宇)

8. CT 扫描如何识别肺结节?

CT 扫描是检测肺结节的常见方法之一。CT 扫描可以提供更详细的图像,可以检测到更小的肺结节,能够评估肺结节的大小、形态、密度等特征,并确定肺结节的性质。下面介绍 CT 扫描如何识别肺结节。

(1)预处理

在进行 CT 扫描之前,需要让患者进行适当的准备,例如告知患者不要进食、保持深呼吸等。在进行 CT 扫描时,患者需要躺在扫描床上,并将头部向上仰。

(2)扫描

在进行 CT 扫描时,扫描器会将 X 射线照射到患者身上,并通过多个角度进行扫描。每次扫描通常需要几秒至几分钟不等。

(3)重建

在进行 CT 扫描后,需要进行重建图像。重建过程可以将多个扫描图像组合成一张高清晰度的图像,以便医生进行分析和诊断。

(4)识别

在识别肺结节时,医生通常会查看肺部 CT 的各个层面,并确定肺结节的位置、大小、形态和密度等特征。良性肺结节通常具有光滑的边缘、均匀的密度,且随着时间的推移大小不会发生明显的变化。而恶性肺结节通常具有不规则的形态、毛糙的边缘、不均匀的密度,且随着时间的推移大小会发生明显的变化。

(5)评估

在评估肺结节的性质和恶性风险时,医生通常会考虑肺结节的大小、形态、密度、位置、代谢活性等特征,并结合患者的年龄、性别、吸烟史、家族病史、其他慢性肺部疾病等因素进行综合评估,以帮助识别和评估肺结节。

CT 扫描对于识别小型肺结节具有更高的敏感性和准确性。因此,对于高危人群,例如长期吸烟者、家族中有肺癌史的人群,以及长期暴露于放射线和其他致癌物质的人群,建议进行低剂量薄层 CT 扫描筛查。低剂量薄层 CT 扫描可以减少患者的辐射暴露,同时提高肺结节的检测率和诊断准确率。

(王伟阁)

9. 肺结节的大小和形状是否重要?

肺结节的大小和形状是评估肺结节性质和恶性风险的重要指标之一。下面我们来详细讨论一下肺结节的大小和形状对诊断和治疗的影响。

(1)大小

肺结节的大小通常用直径来表示。根据肺结节的大小,可以将其分为微小结节(直径小于 5 毫米)、小结节(直径为 5～10 毫米)、中等结节(直径为 10～30 毫米)三类。通常情况下,大结节比小结节更容易检测,而微小结节可能会被忽略或误诊。

对于已经发现的肺结节,其大小对评估恶性风险和制订治疗方案具有重要意义。一般来说,大结节的恶性风险较高,需要进一步的检查和治疗;小结节和微小结节的恶性风险相对较低,但是,某些微小结节也可能是恶性的,因此需要定期进行随访和检查。

(2)形状

肺结节的形状通常可以分为圆形、卵圆形、椭圆形、分叶状等不同类型。肺结节的形状对其性质和恶性风险评估也具有一定的影响。例如,分叶状通常是恶性结节的表现之一,因为它们具有不规则的形状和毛糙的边缘。而圆形或卵圆形、边缘光滑通常是良性结节的表现。

需要注意的是,肺结节的大小和形状对评估结节性质和恶性风险具有一定影响,但这只是评估肺结节的多种因素之一。在评估肺结节的性质和制订治疗方案时,医生还需要综合考虑其他因素,例如肺结节的密度、位置、代谢活性等特征,并结合患者的年龄、性别、吸烟史、家族病史、其他慢性肺部疾病等因素进行综合评估。

对于已经发现的肺结节，医生通常会采用多种检查手段进行评估，例如，CT 扫描、PET-CT 扫描等检查方法。如果怀疑肺结节为恶性，医生通常会进行组织学检查，例如支气管镜检查或经皮穿刺肺活检等，以帮助诊断和制订治疗方案。

（龙　勇）

10. 肺结节的形态和大小是否会随时间而改变？

肺结节的形态和大小有可能随时间而改变，具体取决于肺结节的类型、原因、治疗方法及患者的身体状况等多种因素。

对于良性肺结节，一般情况下，它们的形态和大小会保持稳定，不会出现明显的变化。但是，有时候也会出现变化，比如一些炎症性结节或瘢痕性结节可能会逐渐变小或消失，但这种情况比较少见。

对于恶性肺结节，形态和大小往往会发生变化。在治疗期间，肿瘤的大小和形态也会随着治疗的进行而发生变化，例如化疗或放疗可以使肿瘤缩小或消失，手术则可以将肿瘤完全切除。

此外，肺结节的形态和大小也受患者的身体状况和健康习惯的影响。例如，吸烟是导致肺结节形态和大小改变的主要因素之一。长期吸烟会导致肺部损伤和炎症，进而促进肿瘤的生长和扩散。

因此，肺结节的形态和大小随时间而改变的情况是有可能发生的。对于发现肺结节的患者，应该按照医生的建议定期进行检查和随访，及时发现和处理任何肺结节形态和大小的变化，以保证治疗的效果和身体的健康。

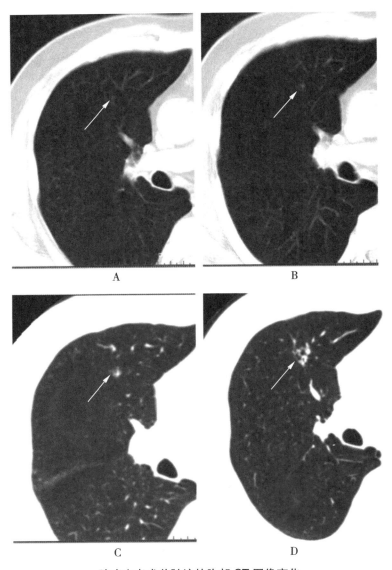

肺癌患者术前随访的胸部 CT 图像变化

图 A 拍摄于 2016 年 9 月,图 B 拍摄于 2017 年 2 月,图 C 拍摄于 2018 年 4 月,图 D 拍摄于 2021 年 11 月。在随访过程中,右肺上叶结节(箭头所示)体积逐渐增大,密度逐渐增加,自 2018 年中断了随访,2021 年再次检查时发现结节已经发生较大的变化,最终行手术治疗,病理证实为肺腺癌,ⅠA2 期。

（龙　勇）

11. CT检查发现肺结节就是恶性的吗？

答案是否定的,前面在问题1中提过,肺结节绝大多数为良性,少数是恶性的,肺结节良恶性的诊断必须依赖于组织病理学诊断,这是诊断的金标准,影像学检查结果仅作参考。对于CT检查发现的肺部结节良恶性评估的准确性,和阅片医生的阅片水平有一定的相关性。多种不同的肺部疾病可以表现为相同的CT影像学表现,这就是医学上说的"异病同表",也存在一种疾病在CT影像上呈现出不同的影像学改变,这在医学上叫作"同病异表",例如CT检查发现肺部出现一枚纯磨玻璃结节,可能是重度不典型增生(癌前病变)、肺原位腺癌(早期肺癌),也有可能是肺泡出血、肺毛细血管瘤(良性)等;恶性肺结节可能表现为边界清楚、光滑(部分小细胞肺癌)或不光滑、结节周围有或无毛刺等。换言之,具有少量恶性征象的结节不一定是恶性肺结节,没有恶性征象的结节也未必是良性结节。对于肺部结节良恶性的判断,需要阅片医师在丰富的阅片基础上,结合患者的病史(有无恶性肿瘤史、肺部其他疾病史等)、家族史(家族成员有无肺部疾病史、恶性肿瘤史)、生活史(有无吸烟及吸烟量、有无有毒有害气体接触史等)、工作环境及个人随访资料等进行全面分析,综合判断,才能得出可靠的判断。在上述资料不足或不足以判断时,规律的随访显得尤其重要。

（龙　勇）

12. 肺结节可以通过X射线来检查吗？

肺结节是肺部常见的一种病变,通常通过影像学检查进行诊断。其中,

X射线检查是常用的肺结节筛查方法之一。虽然X射线检查相对于CT等影像学检查方法来说诊断效果较差,但仍然具有一定的检测价值。

X射线检查原理是通过检测X射线在肺部组织中的吸收情况,来生成肺部影像,从而检测肺部异常病变。在肺结节的诊断中,X射线检查通常会被用于筛查和初步诊断。具体而言,X射线检查主要有以下几个方面的优点和缺点。

(1)优点

X射线检查是一种非侵入性的检查方法,相对于CT而言,辐射剂量更低。X射线检查费用较低,相对于其他影像学检查方法而言更加经济实惠。

(2)缺点

X射线检查对肺结节的检测灵敏度较低,特别是对于微小结节或密度较低的结节,易被忽略或误诊。X射线检查无法提供关于肺结节形态、大小、密度、位置等方面的详细信息,难以评估肺结节的性质和恶性风险。X射线检查对于肺结节的鉴别诊断能力较弱,易与其他肺部病变混淆,例如肺炎、肺水肿等。

综上所述,X射线检查在肺结节筛查和初步诊断中具有一定的价值。但需要注意的是,对于已经发现的肺结节,需要进一步进行其他影像学检查和组织学检查,以评估其性质和恶性风险,并制订适当的随访或治疗方案。

因此,对于高危人群,建议定期进行低剂量薄层CT扫描筛查,以提高肺结节的检测率和诊断准确率。同时,对于肺结节的诊断和治疗,需要综合考虑多种影像学检查方法和组织学检查,以确保能够准确诊断和制订适当的治疗方案。

(冯 超)

13. 人们为什么害怕肺结节?

说现阶段对于普通大众是一个"谈结节色变"的时代一点都不为过,究其原因，一方面是随着社会经济的发展，胸部 CT 检查率越来越高，肺结节的检出率也随之水涨船高，部分肺结节经手术切除后被证实为肺癌，大众多把肺结节等同于肺癌、把早期肺癌等同于晚期肺癌。而另一方面是肺癌不容乐观的生存现状，我国恶性肿瘤发病率和死亡率排行第一的均是肺癌，Ⅲ、Ⅳ期肺癌占比高达 60% 以上，总体 5 年生存率不足 20%，足以说明肺癌的"恐怖性"。

对于肺结节来说，大部分肺结节是良性的，而少数的恶性肺结节，处于原位腺癌和微浸润腺癌阶段手术后 5 年生存率可高达 100%，即使到了 Ⅰ 期肺癌阶段，预后也要远比晚期好。弄清楚了肺结节不等于肺癌、早期肺癌亦不同于晚期肺癌之后，如果检查发现了肺结节，不要着急，及时咨询专科医生即可。

（龙　勇）

14. 肺纯磨玻璃结节会是肺癌吗？

纯磨玻璃结节是肺结节影像学特点的一个分类，从结节的病理性质来说，它良恶性均有可能。一般来说，结节直径越大恶性的可能性越大；边界清晰的结节恶性可能性较边界模糊的大；边界清晰不光滑结节恶性的可能性较光滑的大；在随访过程中直径变小或密度降低的结节良性可能较大，在随访中持续存在、直径增加或密度增高的结节恶性可能较大；结节伴有"毛刺征""空泡征""支气管充气征""胸膜凹陷征""分叶征"等征象的恶性可能较大。影像学表现为纯磨玻璃结节的肺癌往往自然生长缓慢，在随访过程中大小、形态无明显变化，预后较好，年度随访也较安全，微创手术切除率高，手术治疗后长期无复发生存率高，致死率几乎为零。因此，即使偶然行胸部 CT 检查发现了肺部纯磨玻璃结节，也不必要求尽快手术治疗，而是需要咨询专科医生，制订随访计划，在随访过程中如果需要行手术治疗，再选择合适的时机进行手术。

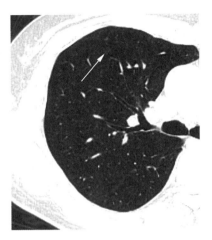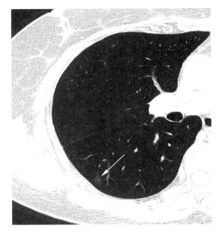

纯磨玻璃结节 CT 表现一

图中箭头所示为右肺上叶大小约4毫米纯磨玻璃结节,边界清晰,术后病理证实为不典型腺瘤样增生,可以认为此结节为病变的良性阶段或者癌前病变。

纯磨玻璃结节 CT 表现二

此图箭头所示为右肺下叶一直径约6毫米纯磨玻璃结节,结节边缘清晰不光滑,术后病理证实为原位腺癌。

（龙　勇）

15. 肺混合密度结节会是肺癌吗?

混合密度结节,也叫作部分实性结节,是由磨玻璃部分+实性部分组成的结节,这类结节恶性概率高达60%以上,是在所有肺结节类型中恶性可能性最大的一类。尤其是纯磨玻璃结节在随访过程中出现了实性成分进而变成混合密度结节,混合密度结节的实性成分增加或结节直径增大,这类结节恶性的概率最高。结节内实性成分越多,恶性的可能性也越大,侵袭性也越强。混合密度结节如果边界清晰、毛糙,伴有"毛刺征""空泡征""支气管充气征""胸膜凹陷征""分叶征"等征象越多,恶性的可能性也随之越大。此类结节因为侵袭性较纯磨玻璃结节强,生长速度快慢不一,是否行手术治疗或是随访需要尽快咨询专科医生,如若考虑结节为微浸润腺癌,建议尽快手术,不宜长期随访,如若考虑为浸润性腺癌,建议立即治疗。

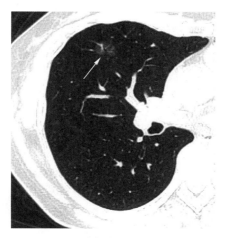

肺混合密度结节 CT 表现

图中箭头所示为右肺中叶直径约 16 毫米混合密度结节,结节边界清晰不光滑,结界内密度不均匀,可见"空泡征",术后病理证实为微浸润腺癌。

（龙　勇）

16. 肺实性结节会是肺癌吗?

　　肺实性结节是密度最大的一种结节,存在一定恶性的可能性,相比较肺混合密度结节而言,总体恶性的风险较小。判断实性结节良恶性概率需要结合结节的外观与内部特征,包括结节的直径、形态、边缘、密度、内部结构等。直径<5 毫米的结节几乎均为良性或良性生长阶段,随着直径增加,恶性的概率增大。恶性结节多数为圆形或类圆形,结节边缘多呈分叶状,有"毛

刺征",边缘清晰但不光滑。结节密度增大,恶性可能性增加,结节内部支气管或血管出现增厚、迂曲、增粗等变化时恶性概率增大。增强 CT 对于结节良恶性的鉴别也有一定帮助,对于直径>8 毫米的实性结节,可以行 PET-CT 检查辅助判断结节的良恶性。定期的随访对于结节良恶性的判断非常重要,在随访过程中,如果出现以下情况结节多为良性:结节边缘短期内出现无分叶或深分叶、光滑或变模糊,密度均匀或变浅,密度不增加且病灶减小或消失,病灶迅速增大,病灶随访 2 年以上无变化。出现以下变化时结节多为恶性:病灶缓慢增大,实性成分增加,出现"分叶征""毛刺征"或"胸膜凹陷征"等。如果检查发现肺实性结节,建议及时咨询专科医生判断良恶性风险,如恶性概率高,无手术切除禁忌,建议尽早手术治疗。

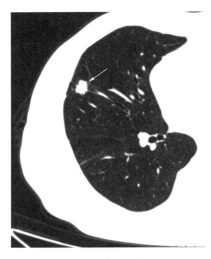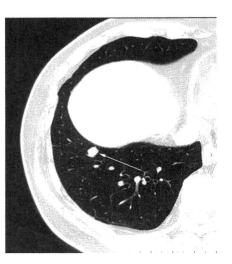

恶性肺结节 CT 表现

图中箭头所示右肺中叶可见一直径约 15 毫米实性结节,结节边界清晰,可见"分叶征""毛刺征",术后病理证实为腺癌,ⅠA2 期。

良性肺结节 CT 表现

图中箭头所示为右肺下叶实性结节,直径约 10 毫米,边界清晰光滑,密度均匀,病理证实为错构瘤,属于良性病变。

（龙　勇）

17. 多发肺结节会是肺癌吗？

　　多发肺结节，是指肺内存在两个及以上的直径小于 3 厘米的结节灶，其性质存在较多的可能性，如多原发肺癌、肺癌伴肺内转移性结节、其他部位恶性肿瘤肺内多发转移性结节、恶性结节和良性结节同时存在及所有结节均为良性等情况。随着薄层 CT 扫描及人工智能辅助诊断软件的广泛应用，越来越多、越来越小的肺结节被发现。多发结节良恶性的鉴别，依赖单个结节的形态特征、多次检查的随访资料及患者有无恶性肿瘤的病史。恶性肿瘤肺内转移性结节一般具有比较典型的形态特征，结节较小或特征不明显，诊断困难时往往需要结合对比多次随访的资料。经过手术治疗证实的多原发肺癌也越来越多，多原发的恶性结节可以存在于同一个肺叶内、同侧的不同肺叶内或者双侧的肺内，相当于同时长了两个或多个恶性结节。它们并不是转移来的，之间是相互独立的，肿瘤的分期以较大的结节为主，预后也远较转移性结节要好。

（葛晓晴）

18. 多发肺实性结节就是肺癌晚期吗？

　　肺是一个充满气体的器官，通过呼吸道与空气相通，能将空气中的氧气融入血液，经过血液循环将氧气运送到全身各组织器官供其利用，人体组织器官新陈代谢产生的二氧化碳也通过血液循环运输到肺排出体外，因此可以认为全身组织器官通过血管与肺相连。当肺及肺以外的其他组织器官发生癌性病变，肿瘤病灶生长至一定大小，突破某些界限时，癌细胞就会从肿瘤病灶上脱落呈游离状态，进入血液循环，在流经肺时部分可种植于肺部。当种植的肿瘤细胞繁殖到一定数目后，就可以通过胸部 CT 检查被发现，这种通过血液循环转移至肺部形成的结节，往往是实性结节，大小不一、分布不均匀，也有少部分恶性肿瘤的肺部转移瘤呈单发的实性结节。

近年来，随着胸部薄层 CT 检查的普及，肺部多发实性结节的检出率也随之增加，其中部分患者经手术证实肺部多发结节为肺双原发或多原发恶性肿瘤，并不是晚期恶性肿瘤。另外，肺通过呼吸道与外界相通，空气中的粉尘、病原微生物等可能会直接吸入肺内，经过复杂的变化最终在肺上形成结节样改变，例如肺尘埃沉着病（曾称尘肺）、肺结核等。所以肺内多发的实性结节，并不一定就是晚期癌症，多发的肺实性结节，良恶性都有可能，需要结合影像学表现及个人病史，让专业的医务人员进行判断。

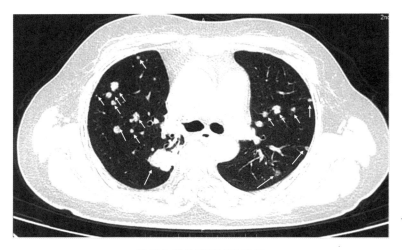

肺部多发转移癌 CT 表现

此图为一肺癌患者手术后 1 年复查胸部 CT 情况，图中箭头所示为双肺多发圆形或类圆形、大小不等、边界清晰的结节，是肺部多发转移癌的典型征象。

（龙　勇）

19. 怎么判断肺结节良恶性可能性的大小？

正常的肺是一个充满气体的器官，当含气肺组织因各种原因出现密度增高时，行胸部 CT 检查很容易将正常肺组织与病变肺组织区分开来。不同病变引起的肺组织密度增加不同、范围不同、变化速度不同，病变与正常肺组织界限不同，病变内血管支气管变化不同。恶性病变处于癌前病变阶段时一般直径较小、密度较低、边界较清晰、边缘相对较光滑，当癌前病变发展到癌变时往往直径增加、密度增高，边界出现清晰的凹凸不平的改变（也叫"分叶征"），边缘出现"毛刺征"，结节内部出现新生血管或者血管增粗、迂曲，有支气管增粗等改变。良性病变往往边界模糊，但边界清晰而光滑的实性结节也多为良性，短时间内（数天或数周）出现的结节或结节大小迅速增加或减小者多为良性，持续数年大小不变化的实性结节亦多为良性，部分表现为纯磨玻璃或混合密度（部分实性）结节的肺原位癌或微浸润癌也可数年甚至十多年不变化。当一份胸部 CT 检查报告单上"混合密度""边界清晰""分叶征""毛刺征""空泡征""血管集束征""血管增粗、迂曲"等描述语越多，结节恶性的可能性越大。当检查报告上有以上字眼时应当尽快咨询专科医生，切莫拖延，避免延误诊治。

（龙　勇）

20. PET-CT 能判断肺结节良恶性吗？

PET-CT 是一种先进的、昂贵的检查仪器，检查费用相对较高，其检查的原理是利用肿瘤组织和正常组织的新陈代谢水平差异来判断良恶性。多数肿瘤组织生长代谢活跃,对营养物质的需求高于正常组织,肿瘤所摄取的能量物质也较正常组织高,应用一种放射性物质(常用^{18}F)标记能量物质(如脱氧葡萄糖),被标记的药物(能量物质)应用于人体后会被正常组织及肿瘤组织摄取,肿瘤组织的摄取量往往较高。基于以上原理,应用 PET-CT 这种仪器检查就能区别出来肿瘤和非肿瘤,通过检查结果认定为恶性称为阳性结果,认定为良性称为阴性结果。但实际上人体不同的组织器官新陈代谢水平不一样,比如组织器官处于炎症时代谢水平增加,摄取的被放射性物质标记的药物浓度会增加,类似于恶性肿瘤,这种情况叫假阳性;不同组织器官的肿瘤、同一肿瘤不同大小时的新陈代谢水平也不一样,例如肺部的小结节,尤其是数年甚至十多年不变化的非实性结节,结节生长缓慢甚至停滞,这类结节新陈代谢水平低,甚至接近于正常组织,所摄取的被放射性物质标记的药物浓度较低,结果类似于阴性,这种情况叫做假阴性。一般直径小于8 毫米的肺非实性结节阴性概率较高,存在较高的假阴性风险,但是当肺结节的 CT 影像学特征符合恶性改变,PET-CT 结果也考虑恶性时,那么这个肺结节就几乎可以认为是恶性的,所以说 PET-CT 在一定程度上能帮助鉴别肺结节的良恶性,对 CT 检查起到一个补充的作用,不作为一种常规的检查。

（龙　勇）

21. 恶性肺结节的高危因素有哪些?

恶性肺结节包括原发性肺癌和肺部转移癌,肺部转移癌一般具有其他部位原发恶性肿瘤或恶性肿瘤病史。《中国肺癌筛查与早诊早治指南》指出,原发性肺癌的危险因素包括以下几种。

(1) 吸烟

吸烟会显著增加肺癌的发病风险,正在吸烟者肺癌的发生风险和死亡风险分别为不吸烟者的 13.1 倍和 11.5 倍。吸烟者吸烟量越大,患肺癌的风险越高,曾经吸烟者肺癌的发生风险和死亡风险也较不吸烟者高。

（2）二手烟暴露

有研究结果显示,工作场所及家庭二手烟暴露者肺癌的发生风险是无二手烟暴露者的1.5倍左右。

（3）慢性阻塞性肺疾病史

慢性阻塞性肺疾病也就是我们常说的慢阻肺,是一种由慢性炎症引起的呼吸道病变,有慢阻肺患者肺癌的患病风险是无慢阻肺者的大约1.5倍。

（4）职业暴露

职业暴露包括石棉、氡、铍、铬、镉、镍、二氧化硅、煤烟和煤烟尘等暴露,随着暴露时间的延长或暴露量的增加,肺癌的患病风险不同程度地增加。

（5）一级亲属肺癌史

父母、子女或亲兄弟姐妹患有肺癌者,其患肺癌风险也较一级亲属无肺癌史者高。

（张　进）

22. 既往检查肺部未发现结节,为什么现在胸部 CT 发现肺部有结节?

有很多原因可能出现这样的现象。①既往行胸片检查,现在做了胸部CT。因为胸片是一个重叠的影像,对于数毫米级别的结节来说一般显示不出来,而胸部CT是断层影像,对于1毫米以上的结节都会有良好的分辨率。②既往行胸部CT检查,但不是薄层CT,本次检查为薄层CT。既往检查的CT相邻两个层面之间比较厚,容易遗漏一些直径较小的结节,本次检查行薄层CT扫描,能够发现既往扫描所遗漏的结节。因此建议体检或肺结节随访行胸部CT检查时应当行薄层扫描(64排及以上)。③两次检查间隔时间太长。即使前后两次均行胸部薄层CT扫描,但因间隔太久不具备可比性,这期间肺部可发生本质上的变化。④近期内发生过肺部炎症、感染性病变。病灶部分吸收后暂时遗留一些结节样病灶。

总之,肺结节可能在首次检查时已经存在,只是因为检查设备精度原因而被遗漏,或者首次检查时并没有肺结节,新出现的肺结节在最近的检查中恰好被发现。因此应在专科医师的建议下,在恰当的时间选择合适的设备进行体检或肺结节随访。

(张　进)

23. 发现单发肺实性结节需要立即做手术吗?

单发肺实性结节是在三类肺结节(纯磨玻璃、混合密度、实性)中恶性风险最低的一类,是否需要行手术治疗,需要判断结节恶性的概率,并结合患者身体素质及自身意愿综合考虑。对于直径8毫米以上的实性结节,临床判断恶性概率较低时,有条件者可行 PET-CT 检查或非手术活检,如果 PET-CT 检查结果考虑恶性概率大或非手术活检证实为恶性而又没有转移,身体素质良好可考虑手术治疗;经非手术活检证实为恶性的实性结节,手术风险较高,经充分评估手术风险与获益、疾病危害,认为手术获益较大者可慎重考虑选择手术治疗。对于直径不超过8毫米的实性结节来说,可根据结节的大小及有无肺癌的危险因素首先推荐间隔不同的时间定期随访。

(张　进)

24. 发现肺混合密度结节需要立即做手术吗?

肺混合密度结节是三类肺结节中恶性概率最大的一类肺结节,是否需要行手术治疗,需要结合结节恶性的概率、患者身体素质及自身意愿综合考虑。

（1）首次发现单个结节直径≤8 毫米者

首先建议在 3、6、12 和 24 个月进行胸部薄层 CT 随访，如果结节增大或者实性成分增加，常考虑为恶性，建议手术切除而非活检。

（2）结节直径>8 毫米者

建议在 3 个月后复查胸部薄层 CT，可考虑经验性抗感染治疗，若结节持续存在，可考虑手术切除。

（3）结节直径>15 毫米者

可直接考虑行 PET-CT 进一步评估、非手术活检和（或）手术切除。对于具有特别可疑的恶性形态（分叶或囊性成分），或结节中实性成分>8 毫米的混合密度结节，亦可考虑手术切除。大量的证据提示，混合密度结节的实性成分越多，发生侵袭和转移的风险越大。

（张　进）

25. 发现肺纯磨玻璃结节需要立即做手术吗？

密度均匀的肺纯磨玻璃结节，尤其是直径<5 毫米的纯磨玻璃结节，病理类型常为不典型腺瘤样增生（一种癌前病变），直径≥5 毫米者病理类型可为不典型腺瘤样增生、原位癌，甚至有极少数报道为微浸润腺癌和浸润性腺癌的案例。持续存在的纯磨玻璃结节大多数为恶性或有向恶性发展的倾向，以不典型腺瘤样增生和原位癌居多，故肺纯磨玻璃结节首次发现不建议立即做手术，理想的手术时机是在结节发展为微浸润腺癌而患者的身体素质能耐受手术时。临床上往往以 5 毫米为界对结节进行随访观察，结节直径≤5 毫米者建议在 6 个月随访胸部 CT，随后行年度随访；结节直径>5 毫米者建议在 3 个月随访胸部 CT，随后行年度随访；在随访中如果结节直径增大（尤其是直径>10 毫米），或出现结节内实性成分增加，常常提示为恶性转化，需进行非手术活检和（或）考虑手术切除。

（侯　露）

26. 肺结节应该怎么随访？

　　肺结节的正确随访，是肺结节的治疗中至关重要的一个环节，对于结节性质的判断、手术时机的把握均十分重要。需要进行随访的肺结节往往都是直径比较小或密度比较低的结节，这一类结节在随访中短时间内往往会无变化或仅有细微的变化，不同的医院、不同的 CT 机器、不同的扫描参数均有可能导致结果的不一致。在进行肺结节随访时，第一，应避开呼吸道感染或胸部外伤等时间段，这段时间可能会有肺部炎症等表现影响对肺结节的判断；第二，随访时应该选择具有高质量 CT 设备（64 排及以上）的医院；第三，应当做低剂量薄层 CT 扫描（64 排及以上）；第四，尽可能固定在同一家医院，用同一台机器做检查；第五，每次检查完毕尽量刻录光盘，保存 DICOM 格式数据；第六，严格按照专科医生制订的随访计划执行，切勿在短时间内频繁地做检查或超长时间不做检查；第七，每次检查前都尽可能练习深吸气后屏住呼吸，在检查时做好深吸气及屏气动作；第八，每次检查完都应当带上历次检查资料找专科医生对资料进行对比分析，观察结节有无变化，以制订治疗计划或新的随访计划。

（侯　露）

27. 肺结节通常需要多长时间的随访？

　　肺结节是一种常见的肺部病变，其恶性风险和生长速度与多种因素有关。因此，在肺结节的诊断和治疗中，随访策略也是非常重要的一环。一般来说，对于已经诊断出的肺结节，医生通常会采用随访策略来评估其性质和恶性风险,并根据需要进行治疗。肺结节的随访时间通常根据其大小、形态、密度、代谢活性等多种因素确定。下面我们将具体介绍肺结节的随访策略。

(1)微小结节(直径小于5毫米)

对于微小结节,通常需要在3~6个月内进行第一次随访,以评估其是否存在增长趋势。如果肺结节没有增大或增长缓慢,随访时间可以延长至1~2年。如果肺结节呈现增长趋势,则需要进一步的检查和治疗。

(2)小结节(直径为5~10毫米)

对于小结节,通常需要在3~6个月内进行第一次随访,以评估其是否存在增长趋势。如果肺结节没有增大或增长缓慢,随访时间可以延长至1年。如果肺结节呈现增长趋势,则需要进一步的检查和治疗。

(3)中等结节(直径为10~30毫米)

对于中等结节,通常需要在3个月内进行第一次随访,以评估其是否存在增长趋势。如果肺结节没有增大或增长缓慢,随访时间可以延长至6~12个月。如果肺结节呈现增长趋势,则需要进一步的检查和治疗。

肺结节随访的时间和频率需要根据具体情况进行调整。如果患者有其他高风险因素,例如吸烟史、家族病史、慢性肺部疾病等,则需要更加频繁地进行随访。如果肺结节出现明显增长趋势或其他异常表现,也需要及时进一步的检查和治疗。此外,对于高恶性风险的肺结节,如CT诊断为可疑恶性肿瘤,随访需要更加密切和谨慎。

(龙　勇)

28. 肺结节随访需要做哪些检查?

对于已经检查出的肺结节,医生通常会采用随访策略来评估其性质和恶性风险,并根据需要进行治疗。肺结节的随访方式需要依据具体情况来定,综合考虑肺结节的性质、大小、形态、密度、代谢活性等多种因素。一般来说需要做以下检查。

(1)低剂量薄层 CT 扫描

低剂量薄层 CT 扫描是一种较为常见的肺结节随访检查方法,它可以提供更清晰、更详细的肺部影像,从而更准确地评估肺结节的大小、形态、密度等特征,并监测肺结节的生长趋势。一般来说,对于较小的肺结节,建议每 6~12 个月进行一次低剂量薄层 CT 扫描;对于较大或具有高恶性风险的肺结节,则需要更频繁地随访。

(2)PET-CT 扫描

PET-CT 扫描是一种功能性影像学检查,可以提供肺结节的代谢活性信息,从而更准确地评估肺结节的性质和恶性风险。一般来说,对于具有一定恶性风险的肺结节,建议进行 PET-CT 扫描,以提高诊断准确率,尤其是直径大于 1 厘米的实性结节。此外,PET-CT 扫描还可以帮助筛查肺外转移等。

(3)组织学检查

如果肺结节的性质和恶性风险不能够明确,或者随访中出现明显的变化,医生通常会采用组织学检查帮助进一步诊断。组织学检查指通过活检或手术切除等方式,获得肺部组织样本进行病理学分析,以确定肺结节的性质和恶性风险,并制订相应的治疗方案。

(龙　勇)

29. 出现哪些情况需要更密切地随访?

不同的肺结节具有不同的生物学特性和恶性风险,因此在进行肺结节随访时,医生需要根据具体情况,采取不同的随访策略和检查方法。一般来说,以下几种情况需要更密切地进行随访。

(1)肺结节增长速度较快

如果肺结节的直径增长速度超过 3 毫米/年,或者两次随访对比肺结节的体积增长超过30%,需要更加频繁地进行随访,以及考虑更积极的治疗方案。

（2）肺结节密度和形态异常

如果肺结节的密度和形态发生异常变化,例如出现"毛刺征""分叶征""空泡征"、囊变等特征,也需要进一步的检查和随访。

（3）患者存在其他高风险因素

如果患者有吸烟史、家族病史、慢性肺部疾病等高风险因素,需要更加密切地进行随访,以及加强生活方式干预和疾病管理。

（4）PET-CT诊断为可疑恶性肿瘤

如果肺结节的PET-CT诊断为可疑恶性肿瘤,需要采取更为积极的治疗方案和随访策略。

总之,医生需要根据具体情况制订个性化的随访策略和检查方案,需要综合考虑肺结节的性质、大小、形态、密度、代谢活性等多种因素,并及时进行进一步的检查和治疗,以更好地评估肺结节的性质和恶性风险,制订相应的治疗方案,提高患者的生存质量和延长生存期。

（龙　勇）

30. 肺结节随访过程中病情会加重吗？

肺结节是一种常见的肺部病变,一般指直径≤3厘米的圆形或类圆形、局灶性、密度增高的亚实性或实性肺部阴影,可为单发或多发,不伴有肺不张、肺门淋巴结肿大、胸腔积液,阴影周围为正常含气肺组织。肺结节可能是良性的,也可能是恶性的。对于肺结节的随访过程,需要注意以下几个方面。

首先,如果肺结节在初次发现时已经被确定为良性的,那么在随访过程中,病情一般不会加重。这时候需要注意的是,需要按照医生的建议进行定期随访,以确认肺结节的稳定状态。

其次,如果肺结节在初次发现时未能确定是否为恶性的,那么在随访过程中,病情有可能加重。这时候需要密切关注肺结节的变化情况,并且按照医生的建议进行治疗或手术等进一步处理。

此外,如果患者本身有其他疾病,如肺癌、支气管扩张症、结缔组织疾病等,这些疾病的病情变化也可能影响肺结节的随访过程。

综上所述,肺结节的随访过程中病情是否会加重,取决于肺结节的性质及患者的具体情况。需要密切关注肺结节的变化情况,并及时向医生咨询和寻求治疗建议。

(侯　露)

31. 肺结节随访中应该注意什么?

肺结节是一种常见的肺部病变,随访是非常重要的,因为它可以尽早发现结节的变化,从而采取适当的治疗,避免过度医疗。下面是肺结节随访中需要注意的几个方面。

(1)定期随访

如果肺结节已被确定为良性,需要定期进行随访。通常建议每6个月或每年进行一次随访。如果肺结节被确定为早期恶性或者有高度可疑恶性,建议每3个月随访1次,根据随访的情况调整下次随访时间或在适当的时间选择合适的治疗方式进行干预治疗。

(2)CT检查

肺结节随访通常需要进行CT检查。CT扫描可以检测到结节的大小、形状和密度的变化。如果肺结节在随访过程中出现了变化,可能需要进一步的检查或治疗。

(3)确认结节的性质

如果肺结节在初次发现时未能确定其性质,需要在随访过程中进一步检查。这可能包括PET-CT扫描、活组织检查等。

（4）保持健康的生活方式

肺结节随访期间需要注意保持良好的健康状况。戒烟、保持适当的体重、定期运动、注意饮食,可以帮助降低发生肺癌等疾病的风险。

（5）寻求医生建议

如果您在随访期间发现任何不寻常的症状,例如呼吸困难、胸痛、咳嗽等,应及时向医生寻求建议。

总之,肺结节随访期间需要定期行 CT 检查,并注意保持健康,及时向医生寻求建议。

（侯　露）

32. 肺结节随访有什么目的?

在临床实践中,肺结节的诊断和治疗是一个比较复杂和长期的过程,需要综合考虑多种因素,进行持续和有效的随访。

肺结节随访的目的主要包括以下几个方面。

（1）确定肺结节的性质和恶性风险

肺结节的性质和恶性风险是制订治疗方案的重要依据。通过及时的随访和检查,医生会根据肺结节的大小、形态、密度、代谢活性等多种因素进行评估,以确定肺结节的性质和恶性风险,并制订相应的治疗方案,提高治疗的成功率和患者的生存质量。

（2）监测肺结节的生长趋势

肺结节的生长趋势是评估其性质和恶性风险的重要指标之一。随访过程中,医生会让患者定期进行影像学检查,以监测肺结节的大小和生长趋势,并根据需要调整治疗方案。通过及时的随访和监测,可以更好地把握肺结节的生长趋势,提高治疗的成功率和患者的生存质量。

（3）提高肺癌早期发现率

肺癌是肺结节最常见的恶性疾病之一。随访过程中,医生会根据肺结节的性质和恶性风险,制订相应的随访策略和检查方案,以及适时进行进一步的检查和治疗。通过及时的随访和治疗,可以提高肺癌的早期发现率和治愈率,提高患者的生存质量和延长生存期。

(4)加强患者的健康管理

肺结节随访不仅可以评估肺结节的性质和恶性风险,还可以加强患者的健康管理,帮助患者控制其他慢性疾病,改善生活方式,提高身体健康水平。随访过程中,医生会根据患者的具体情况,进行全面的健康评估和干预,包括控制血压、血糖、血脂等生物指标,以及指导改善饮食、锻炼、戒烟等生活方式。通过健康管理,可以提高患者的身体健康水平,降低其他慢性疾病的发病率和死亡率,提高生活质量和延长生存期。

(5)评估治疗效果和预后

肺结节随访还可以评估治疗效果和预后。随访过程中,医生会根据患者的具体情况,评估治疗效果和恶性风险,并根据需要进行相应的治疗和调整。通过及时的随访和治疗,可以提高治疗效果和预后,降低疾病复发和死亡风险,提高患者的生存质量和延长生存期。

总之,肺结节随访是肺结节治疗过程中不可或缺的环节,可以评估肺结节的性质和恶性风险、监测肺结节的生长趋势、提高肺癌早期发现率、加强患者的健康管理、评估治疗效果和预后等,是保障患者健康和生命安全的重要措施。患者和医生需要密切合作,共同制订个性化的随访策略和治疗方案,实现早期发现、早期治疗和早期预防,提高患者的生存质量和延长生存期。

(龙　勇)

33. 接种疫苗会使人长肺结节吗?

目前没有直接证据表明接种疫苗会导致肺结节的发生或增加。接种疫苗时,注射的是一种减毒或灭活的病毒或细菌,这些成分不会导致肺结节的产生。肺结节通常是由其他原因引起的,如感染、炎症、肿瘤等。

在接种疫苗后,可能会出现一些常见的不良反应,如发热、疲劳、头痛、肌肉疼痛等,这些不良反应一般是短暂的,并不会导致肺结节的产生。

但是,如果在接种疫苗后出现呼吸困难、胸痛、咳嗽等不适症状,需要及时就诊,对症处理。

部分人在接种疫苗后行胸部 CT 检查发现肺部存在结节甚至确诊为恶性肿瘤,误以为是接种疫苗所导致的,这部分人在接种疫苗前并未行相应检查,肺部存在的异常可能在接种疫苗之前就已经存在。总之,接种疫苗不会导致肺结节的发生或增加,但如果出现不适症状,应及时就诊。

（侯　露）

34. 为什么我有肺结节却没有任何症状呢?

肺结节是指肺部组织内出现的小结节,通常是指直径≤3 厘米的肿瘤或炎症性病变。肺结节通常在胸部 CT 扫描或 X 射线检查中被发现。

许多人有肺结节,但并不一定都需要治疗,这是因为大多数肺结节是良性的,即非癌性的。在许多情况下,肺结节可能是由过去的感染引起的,如肺炎、肺结核等。此外,某些人可能天生就有肺结节。

许多肺结节是没有症状的,这是因为它们往往是很小的,不足以影响肺功能。只有当肺结节增大到一定程度,累及邻近的组织器官,才会出现相应的症状。比如结节侵犯气管、支气管出现刺激性干咳,甚至咯血;侵犯胸膜导致胸痛;结节增大压迫心脏导致心慌;压迫上腔静脉导致上肢、头面部及上胸部肿胀。因此,如果您出现了肺结节,医生可能会建议您进行定期的检查并在适当的时候进行干预治疗以确保肺结节不会发展成为晚期肺癌。

总之,即使您没有任何症状,如果您被诊断出有肺结节,仍然需要密切关注它们的发展,并遵循医生的建议进行治疗。

（王伟阁）

35. 肺结节和肺结核有什么关系吗?

肺结节是一种影像学描述,不是一种具体的肺部疾病,肺结核是一种致病原因清楚的肺部传染性疾病,它们没有直接的关系,但有一些可能会让人混淆的地方。

肺结节通常是指肺组织中出现的小的结节或肿块,通常直径≤3厘米。肺结节可以是良性的,也可以是恶性的。有时肺结节可能是由肺部感染或其他原因引起的,但在大多数情况下,它们是无症状的,需要通过影像学检查才能发现。

而肺结核则是一种由结核分枝杆菌引起的感染性疾病,它会导致肺部和其他部位的结核病变。肺结核的症状包括长期咳嗽、咳痰、痰中带血、胸痛、发热、乏力、盗汗等。

尽管肺结节和肺结核不是一种疾病,但肺结核有时也可以导致肺部出现结节。肺结核引起的结节通常伴有钙化,多发,或伴有纵隔淋巴结钙化,并且在X射线或CT扫描中会显示出不同的特征,因此医生通常可以通过影像学检查区分它们。

总之,肺结节和肺结核不是同种疾病,肺结核在胸部CT上可以表现为肺结节,但肺结节不一定是肺结核。如果您有肺部症状或发现肺部有异常结节,请尽快就医,接受专业的诊断和治疗。

(王伟阁)

36. 发现肺结节应该怎么办?

如果您发现自己有肺结节,首先应该及时就医,由专业医生进行进一步的检查和评估。以下是一些可能的诊断和治疗步骤。

(1)评估肺结节的性质

通过胸部薄层 CT 影像学检查,医生可以确定肺结节的大小、形状、位置、数量和性质(良性或恶性)。有时还需要进行其他检查,如 PET-CT、支气管镜检查、穿刺活检等,以帮助确定肺结节的性质。

(2)监测肺结节

对于小的、良性征象明显而缺乏恶性征象的肺结节,建议定期进行影像学检查观察其变化。这些检查可以帮助医生确定肺结节是否在增长或发生变化,以及是否需要治疗。

(3)治疗

对于恶性征象明显的肺结节,通常需要在合适的时间进行治疗。治疗方法包括手术、化疗、放疗等。对于早期的肺癌,手术通常是首选治疗方法。对于不能手术的患者或晚期肺癌患者,化疗和放疗也是常用的治疗方法。

(4)调整或保持健康的生活方式

如果您被检查出肺结节,调整生活方式也是很重要的。如果您吸烟,应该尽早戒烟。此外,注意保持健康的饮食和锻炼习惯,早睡早起,保持良好的睡眠,有助于增强身体免疫力,对肺结节的治疗和康复也有帮助。

总之,发现肺结节不一定意味着肺癌,但仍需要及时就医,进行全面的检查和评估,以确定其性质并制订相应的随访及治疗计划。

(王伟阁)

37. 肺结节会遗传吗?

一般来说,肺结节并不是遗传病,不会直接由父母遗传给下一代。肺结节通常是由一些生活习惯和环境因素引起的,如吸烟、长期暴露在有害化学物质和尘埃中、长期接触放射线等。

然而,有一些基因和遗传因素可能会增加患肺癌和肺结节的风险。例如,一些研究表明,某些基因变异可能会增加肺癌的发生率。此外,某些遗传疾病,如家族癌等,也可能增加肺癌的风险。

需要注意的是,即使存在遗传因素,也不是每个人都会患上肺癌或肺结节。此外,与环境和生活方式因素相比,遗传因素对于肺癌和肺结节的发生风险影响可能相对较小。

因此,如果您有肺癌家族史,或担心自己有遗传风险,建议采取健康的生活方式,如戒烟、保持健康的饮食、适量运动等,减少患病风险。同时,定期进行肺部检查,及时发现肺结节,也可以帮助尽早发现和治疗肺癌。

（王伟阁）

38. 肺结节会传染吗?

肺结节本身并不具有传染性,因为它们不是病毒或细菌等微生物。肺结节是指在肺部组织中出现的一种病变,可以是良性的或恶性的,通常是由吸入有害物质、某些遗传因素等引起的。

但是,在某些情况下,肺结节可能会伴随某些疾病或感染而出现。例如,在结核分枝杆菌感染、真菌感染、细菌感染等疾病中,肺部可能会出现结节,这些疾病本身是可以传染的。此外,在某些情况下,恶性肿瘤也可能通过血液或淋巴系统扩散到肺部形成肺结节,但这种情况很少见。

总的来说,肺结节本身并不具有传染性,但是,与某些感染性疾病或恶性肿瘤相关的肺结节可能会导致传染或扩散。如果您担心肺结节的传染性问题,建议及时就医,由专业医生进行评估和治疗。

（王伟阁）

39. 发现多发肺结节怎么办?

多发肺结节是指肺部同时出现多个结节,需要进行全面的评估和治疗。具体处理方法取决于多发肺结节的性质、大小、数量、位置、患者的年龄和健康状况等因素。

首先需要进一步的检查,如进行 CT、PET-CT、支气管镜检查等,以确定结节的性质。多发肺结节可以是良性的,如肺部结节病、肉芽肿性血管炎等,也可以是恶性的,如肺癌等。一旦确定结节的性质,医生可以根据患者的具体情况制订个性化的治疗方案。

对于良性多发肺结节,一般情况下不需要进行手术或化疗等治疗,但需要密切观察。如果结节增大或者数量增多,或者出现其他症状,需要及时就医。

对于恶性多发肺结节,可能需要手术、放疗、化疗或靶向治疗等多种治疗方式的综合治疗。具体治疗方案需要根据患者的具体情况进行个性化制订。

无论多发肺结节是良性还是恶性,都需要定期进行随访,以及采取健康的生活方式,如戒烟、保持健康的饮食、适量运动、保证良好的睡眠等,以减少结节的增长和减少患病风险。

(张　进)

40. 肺结节是否会影响呼吸功能?

肺结节是否会影响呼吸功能取决于肺结节的大小、数量、位置和类型等因素。大多数肺结节没有症状,不影响呼吸功能。但是,如果肺结节比较大或数量较多,或位于肺部重要部位,如气管、主支气管等,可能会对呼吸功能产生影响。

对于一些大的肺结节或位于重要部位的肺结节,可能会对呼吸功能产生影响。比如,一个肺结节位于气管或主支气管附近,可能会导致气管或主支气管的狭窄,使空气流通受阻。这种情况可能会导致呼吸困难、哮喘、咳嗽和胸闷等症状。此外,一些大的肺结节可能会压迫肺组织,导致肺组织受损,从而影响呼吸功能。

对于某些类型的肺结节,如肺癌或其他恶性转移瘤,可能会在肺部扩散并形成多个结节。这些肿瘤通常在早期不会产生明显的症状,但当肿瘤进一步生长和扩散时,可能会影响呼吸功能并导致其他症状,如呼吸困难、咳嗽、痰液、胸痛、体重下降等。

在一些罕见的情况下,肺结节可能会引起肺不张或肺部塌陷等严重的呼吸问题。这些情况通常需要紧急治疗,以恢复呼吸功能和防止病情进一步恶化。

总之,肺结节是否会影响呼吸功能取决于多个因素,大多数肺结节不会对呼吸功能产生明显的影响,但在一些情况下,肺结节可能会引起呼吸困难、哮喘、咳嗽、胸痛等症状,甚至导致肺不张或肺部塌陷等严重问题。如果患者有相关症状或担心肺结节会影响呼吸功能,应及时就医并进行相关检查和治疗。

(张　进)

41. 肺结节是否会对患者的生命造成威胁?

肺结节是肺部疾病中常见的一种,但并不是所有肺结节都会对患者的生命造成威胁。有些肺结节是良性的,不需要特别治疗,只需要定期随访观察即可。而有些肺结节是恶性的,如果不及时治疗,会对患者的生命造成威胁。

恶性肺结节错过关键治疗时间后对患者的生命威胁较大。如果恶性肺结节不及时治疗,癌细胞可能扩散到其他器官,如肝、骨骼、脑等,从而影响患者的生命质量和预后。因此,如果发现肺部有结节出现,需要及时进行诊断和治疗,以减少病情进展的风险。

肺结节并不一定会对患者的生命造成威胁,具体是否危及生命还需要根据结节的性质、大小、数量等多个因素来评估。如果发现肺部有结节出现,建议尽快就医,进行专业的诊断和治疗。及早治疗,能够有效减少病情的进展和危害,提高患者生命质量和预后。

(葛晓晴)

42. 肺结节的形成是否会引起体重下降?

肺结节的形成是否会引起体重下降是一个复杂的问题。肺结节通常在X射线或CT扫描中检测到,它们可以是良性的,也可以是恶性的。肺结节的形成通常不会直接引起体重下降,但它们可能与一些与体重下降有关的因素有关。

首先,一部分肺结节是肺癌,而肺癌本身就是一种常见的引起体重下降的恶性肿瘤。肺癌患者的体重下降可能与多种因素有关,包括癌症本身引起的代谢变化、患者对治疗的反应和身体本身对癌症的抵抗力。

其次,肺结节的形成可能与一些其他因素有关,这些因素可能导致体重下降。①慢性肺部感染或肺纤维化等疾病可能导致肺结节的形成,这些疾病通常会影响呼吸功能和能量代谢,导致患者体重下降。②肺结节的形成可能与某些慢性疾病的并发症有关,例如肺动脉高压或慢性阻塞性肺疾病。这些疾病也可能与体重下降有关,因为它们可以影响患者的呼吸和能量代谢。③肺结节的形成可能与肺部其他疾病的并发症有关,例如肺栓塞或肺动脉栓塞。这些疾病可能会导致肺部血流不畅,从而影响患者的呼吸和代谢功能,导致体重下降。

总之,肺结节的形成通常不会直接引起体重下降,但它们可能与一些与体重下降有关的因素有关。如果患者出现体重下降的症状,应该尽快咨询医生进行评估和治疗。

（龙　勇）

43. 肺结节的形成是否会影响肝肾功能?

一般情况下,肺结节的形成不会直接影响肝功能。肺结节是指直径小于3厘米的肺部病变,通常是在CT检查时发现的,而肝功能是指肝正常的代谢、解毒、合成等功能。然而,在某些情况下,肺部病变可能会影响肝功能,例如肺部感染引起的炎症反应会释放一些炎症因子,这些因子可能会影响肝的代谢和功能。此外,一些肺癌患者可能存在肝转移,即肺癌细胞通过血液或淋巴扩散到肝,导致肝受损,影响肝功能。肺结节和肝疾病之间可能存在共同的危险因素,如吸烟,这些危险因素可能会同时影响肺和肝的健康状况。因此,在预防和治疗肺结节的同时,也应该注意减少各种危险因素的影响,保持身体健康。

肺结节的形成与肾功能也没有直接关系,但是,有时肺结节的形成是由某些疾病引起的,而这些疾病可能会对肾功能产生影响。因此,在治疗肺结节的过程中,应该全面评估患者的身体状况,包括肾功能,以便更好地制订治疗方案。同时,一些药物治疗也可能对肾功能产生一定的影响,需要密切关注患者的肾功能指标,及时调整治疗方案,以避免不良反应的发生。

总之,肺结节的形成不会直接影响肝肾功能,但在治疗过程中需要考虑患者全身状况,避免不必要的并发症。

（龙　勇）

44. 肺结节的形成是否会引起头晕、恶心？

一般来说,肺结节的形成不会直接导致头晕,但是如果肺结节是由其他疾病引起的,例如肺部感染或肺癌等,这些疾病本身可能会导致头晕症状的出现。

头晕是一种常见的临床症状,常常表现为头部晕眩、眼花、视物模糊等,有时还会伴随耳鸣、恶心、呕吐等症状。头晕的原因非常多样,包括内耳疾病、颈椎病、贫血、高血压、心脏疾病、神经系统疾病等。

与肺结节相关的疾病,例如肺癌或肺部感染等,也可能会导致头晕的症状。肺癌患者在发病初期可能并没有任何不适症状,但是随着病情恶化,可能会出现呼吸困难、咳嗽、胸痛等症状,甚至有些患者还会感到头晕或晕厥。肺部感染的患者可能会出现发热、咳嗽、咳痰、胸痛等症状,有些患者也可能会出现头晕的症状。

肺结节的形成本身同样不会引起恶心。然而,如果肺结节是由肺癌等恶性疾病引起的,那么恶心可能是肺癌的一种症状之一。在肺癌晚期,癌细胞可能已经扩散到其他部位,导致患者出现恶心、呕吐等症状。

此外,肺部感染会导致痰液的产生,痰液中含有细菌和病毒,可能会引起恶心和呕吐。肺部感染还可能导致发热、咳嗽等症状,需要及时治疗。

总之,肺结节本身不会引起头晕、恶心,但是如果肺结节是由其他疾病引起的,如肺癌或肺部感染等,这些疾病到一定的阶段可能会导致头晕、恶心等现象的出现。如果出现持续的头晕、恶心或其他症状,建议尽快咨询医生进行诊断和治疗。

（龙　勇）

45. 肺结节的形成是否会引起咯血?

肺结节的形成是否会引起咯血,取决于肺结节的位置、大小和类型等因素。肺结节本身并不一定会导致咯血,但如果肺结节位于支气管或肺血管附近,或者肺部组织发生炎症或溃疡时,患者可能会出现咯血的症状。

一般来说,肺结节引起的咯血症状通常不会非常严重,只是轻微的痰中带血或者咳嗽时咯出血丝。但是,如果肺结节破裂或者肺部组织发生炎症或溃疡,可能会出现大量咯血,甚至威胁患者生命安全。

对于出现咯血的患者,应尽快就医进行检查。医生可能会建议进行 X 射线检查、CT 扫描、支气管镜检查等,以确定咯血的原因。如果是由于肺结节引起的咯血,治疗方法则取决于肺结节的大小、类型和位置等因素。对于较小的肺结节,医生可能会建议进行定期随访,观察肺结节的变化;对于较大或可疑为恶性肿瘤的肺结节,可能需要进行手术切除或放疗、化疗等治疗。

总之,肺结节的形成可能会引起咯血症状,但并不一定会发生。对于出现咯血症状的患者,应及时就医,以确定咯血的原因,并进行相应的治疗。

(龙　勇)

46. 肺结节的形成是否会引起发热?

一般来说,肺结节的形成本身不会引起发热。然而,如果肺结节是由炎症或感染引起的,则可能会导致发热。此外,部分恶性的肺结节可能会导致肿瘤性发热,常为低热。手术切除肿瘤或肿瘤得到有效的控制后发热可缓解,当肿瘤复发或转移时发热症状可能会再次出现。因肿瘤引起的发热往往抗感染治疗效果不佳,如果患者出现发热等症状,应该及时就医进行评估。

如果肺结节被诊断为恶性,患者需接受适当的治疗,例如手术、放疗、化疗等,以控制肺结节的生长和扩散,并延长患者的生存时间。在治疗期间,患者可能会出现一些不良反应,例如发热、恶心、呕吐、疲劳、脱发等,这些反应可能会对患者的生活质量产生影响。因此,在治疗期间,医生需要对患者进行密切的监护,并在必要时对症治疗,以减轻不良反应对患者的影响。

（曹宗宇）

47. 肺结节的形成是否会引起焦虑？

肺结节的形成可能会引起患者的心理不适,包括焦虑、恐惧、疑虑等。这主要是因为一部分肺结节被证实为肺癌,而肺癌是一种常见且严重的恶性肿瘤,患者面临着治疗和生存的不确定性。因此,肺结节的诊断和治疗往往会给患者带来巨大的心理压力。

除此之外,肺结节的发现和治疗也可能会对患者的生活和工作产生一定的影响,例如需要到医院接受进一步的检查和治疗、暂停工作和学习,甚至会影响患者的发展前途等。这些因素也可能会对患者的心理造成负面影响,导致焦虑、抑郁等情绪问题的出现。

因此,在肺结节的治疗过程中,除了需要注意患者身体健康的恢复外,也需要重视患者的心理健康问题。医生和家人应该积极关心和支持患者,提供必要的心理咨询和支持,帮助患者缓解焦虑和恐惧等不良情绪,保持积极的心态,以提高治疗效果和生活质量。

（龙　勇）

48. 肺结节是否会导致呼吸衰竭？

肺结节是一种常见的肺部疾病，由于它的症状不明显，很多只能在体检或因其他原因进行 CT 检查时才被发现。肺结节的治疗方式因病情和病因而异，包括手术切除、放疗、化疗等多种方式。但是，肺结节是否会导致呼吸衰竭，对这个问题的答案并不是很明确。

肺结节本身并不一定会导致呼吸衰竭，因为它通常比较小，且多数在早期阶段没有症状。但是，如果肺结节被诊断为肺癌等恶性肿瘤，不及时治疗，肿瘤会逐渐增大，侵犯周围的肺组织和器官，从而导致呼吸困难和呼吸衰竭。

此外，有些患者在接受肺结节治疗时可能会出现并发症，如术后肺不张、胸膜炎、肺炎、呼吸道感染等，这些并发症都可能导致呼吸困难和呼吸衰竭。在这种情况下，患者需要及时接受治疗，包括使用抗生素和其他药物治疗，同时进行适当的呼吸治疗，如吸氧、使用支气管扩张剂、应用呼吸机等，以保证呼吸功能的正常。

总的来说，肺结节本身不会导致呼吸衰竭，但是如果不及时治疗或在治疗期间出现并发症，就有可能影响呼吸功能，从而导致呼吸困难和呼吸衰竭。因此，患者在接受肺结节治疗时应该密切关注自己的呼吸状况，遵循医生的建议进行治疗，如有异常及时就医。

（龙　勇）

49. 肺结节是否会通过血液或淋巴扩散至其他部位？

肺结节指在肺部形成的异常结构，它们与其他肺部组织或器官之间没有血液或淋巴液流动的通道。然而,在某些情况下,肺结节可能会通过血液或淋巴扩散至其他部位。

对于恶性肺结节而言,随着肿瘤的生长,当肿瘤细胞突破一定的限制后,肺癌细胞就可能进入淋巴管或血管,并通过淋巴或血液循环扩散到身体其他部位,形成转移瘤。这种过程称为转移,可能会发生在其他肺叶、肺门、纵隔、脑、肝、骨等部位。

如果发现肺结节是恶性的,医生会考虑对患者进行全身检查,以确定是否有其他部位的转移瘤。常规的检查包括 CT 扫描、骨扫描、脑部核磁共振成像或者全身 PET–CT 等。如果发现有转移瘤存在,治疗方案通常需要进一步调整,以针对转移瘤进行治疗。

对于良性肺结节而言,它们通常不会扩散至其他部位。但是,肺结核、肺炎等疾病可能会通过血液或淋巴循环扩散到身体其他部位。因此,在处理肺结节时,医生通常需要考虑这些疾病的可能性,并进行适当的治疗和随访。

(侯　露)

50. 目前公众对肺结节的认识存在什么误区?

目前公众对肺结节的认识存在一些误区,可能会影响患者的治疗和预后。以下是一些常见的误区。

(1)肺结节一定是癌症

事实上,肺结节并不一定是癌症,大部分肺结节是良性的,只需要随访观察,而不需要治疗。因此,对于多数初次发现的肺结节,需要进行进一步检查以确定其性质,确定治疗方案。

(2)肺结节一定需要手术

对于小的、良性的结节,可以进行随访观察,不一定需要手术。而对于某些类型的肺癌,化疗或放疗可能是更好的治疗方法。治疗方式需要根据患者个体情况和结节性质进行选择。

（3）肺结节不需要治疗

虽然有些肺结节是良性的，但如果结节增大或形态异常，需要及时治疗，否则可能会对患者的健康造成危害。

（4）只有吸烟者才会得肺结节

事实上，非吸烟者也有可能患上肺结节。

（5）肺结节一定会对肺功能造成影响

虽然某些情况下肺结节会对肺功能造成影响，但并非所有情况都是如此，只有在结节较大、位于重要的支气管或血管，或者肿瘤明显恶化的情况下才会对肺功能产生影响。

（龙　勇）

51. 如何预防肺结节的发生？

（1）戒烟

预防肺结节的最佳方法是避免吸烟。吸烟是导致肺结节形成的主要危险因素之一，因此戒烟是预防肺结节的关键措施之一。长期吸烟可以导致肺部组织损伤和修复，引起肺泡上皮细胞增生形成结节。据统计，吸烟者患肺结节的风险比非吸烟者高 5 倍以上。

（2）减少环境污染

除了避免吸烟外，减少环境污染也是预防肺结节的重要措施之一。空气中的有害污染物质，如烟雾、化学物质、颗粒物等，可能会影响肺部细胞的正常功能，导致组织损伤和炎症反应，进而导致肺结节的形成。因此，应尽可能减少暴露在污染严重的环境中，如空气污染严重的工厂、车站等地。

（3）保持健康的生活方式

遵循健康的生活方式也有助于预防肺结节的形成。健康的生活方式包括均衡的饮食、适度的锻炼、保持健康体重、充足的睡眠等。均衡的饮食可以提供身体所需的营养物质，如维生素和矿物质，有助于增强免疫系统的功能,抵御疾病的侵袭。适度的锻炼可以增强身体的代谢功能和免疫系统的功能,降低患肺结节的风险。保持健康体重有助于预防许多健康问题,如心血管疾病、糖尿病等,可以提高身体的免疫力。充足的睡眠可以促进身体的修复和休息,有助于维持身体的正常功能。

(4)定期筛查和体检

对于有患肺结节高危因素的人,如长期接触二手烟、长期暴露于致癌物质中、有肺癌家族史等人群,应定期进行肺部检查,以及时发现和治疗肺结节。常用的筛查方法包括 X 射线检查、CT 扫描、PET-CT 等。此外,高危人群还应避免其他可能增加患病风险的因素,如过度饮酒、暴露于有害物质和化学物质中等。肺结节的预防需要注意细节和持久努力。及时发现和治疗肺结节可以提高患者治疗成功率和生存率,保护肺部健康,提高生活质量。

（龙　勇）

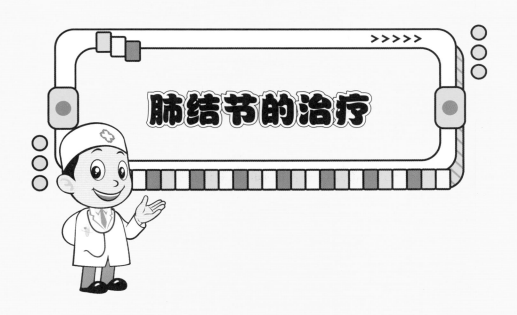

肺结节的治疗

52. 如何选择合适的医院进行肺结节治疗？

选择合适的医院进行肺结节治疗是十分重要的,因为医院的医疗水平直接关系到患者的治疗效果。以下是选择合适医院进行肺结节治疗的几点建议。

(1)医院的实力和声誉

选择正规的医院进行肺结节治疗。医院的实力和声誉可以通过网络搜索、咨询医生、患者评价等方式了解。选择医院时,多数省市级三级医院具有较先进的医疗设备和较高的技术水平,少数县级医院亦有不俗的实力,可结合自身情况多方对比,酌情选择。

(2)医生的专业水平和经验

选择有经验的医生进行肺结节治疗。医生的专业水平和经验可以通过医院网站、医生简历、患者评价等方式了解。建议选择具有肺癌诊疗经验的专科医生进行治疗。

(3)医院的治疗设备和技术

选择拥有先进的治疗设备和技术的医院进行肺结节治疗。此外,医院的设备和技术也需要不断更新,以保证治疗水平的持续提升。

(4)医院的服务和管理

选择医院时,也需要关注医院的服务和管理质量,包括医院的医疗保障、住宿条件、医护人员的服务态度等。这些因素对患者的治疗效果和治疗体验都有重要影响。

(5)医疗保险等情况

在选择医院进行肺结节治疗时,也需要考虑医疗保险等方面的情况,包括医保的覆盖范围、报销比例等,这些因素会影响患者的治疗费用。

综上所述,选择合适的医院进行肺结节治疗需要考虑多个方面的因素,患者可以综合考虑自身的情况和需求,选择最适合自己的医院和医生进行治疗。同时,患者也可以咨询家庭医生、专业医生等,以获取更多的建议和指导。

（龙　勇）

53. 如何选择肺结节的治疗方法?

肺结节是一种肺部常见的病变,可以是良性或恶性的。对于不同类型的肺结节,需要选择不同的治疗方法。一般来说,良性肺结节通常不需要治疗,因为它们通常是无症状的,且不会对身体造成威胁。对于小型、稳定的良性肺结节,建议进行定期的随访观察,以便及早发现变化。对于大型、症状明显或存在恶变可能的肺结节,可能需要手术切除治疗。具体的治疗方法需要根据肺结节的大小、位置、形态等方面的特点以及患者的年龄、身体状况、病史等方面的情况进行综合评估。而对于恶性肺结节需要及时正确的治疗,以便尽早控制病情。治疗方法取决于病变的性质、大小、形态、位置等方面的特点,以及患者的年龄、身体状况、病史等方面的情况。一般来说,恶性肺结节的治疗方法包括手术切除、放疗、化疗、免疫治疗、靶向治疗、射频消融治疗、抗血管生成治疗等。

(1)手术切除

对于恶性肺结节,手术切除是最常见的治疗方法。手术切除可以通过胸腔镜、机器人辅助或开放性手术等方式进行。手术切除范围可以是部分肺叶切除(亚肺叶)、肺叶切除、联合肺叶切除甚至是一侧肺叶全切除,手术后患者需要进行康复训练和恢复治疗,以便尽快恢复正常生活。手术切除的适应证包括病变较小、肿瘤位于肺外围部位、患者身体状况较好等。

(2)放疗

对于一些无法手术切除的肺结节,可以考虑放疗。放疗可以通过外部放疗或内部放疗等方式进行。放疗后需要进行定期的随访观察,以便及时发现复发和转移的情况。放疗的适应证包括病变位于肺部深处、无法手术切除、患者身体状况差等情况。

(3)化疗

对于已经出现转移或无法手术切除的肺结节,可以考虑化疗。化疗可以通过静脉或口服等方式进行。化疗可能会引起一些不良反应,如恶心、呕吐、脱发等。化疗的适应证包括病变已经转移、无法手术切除、患者身体状况较差等。

(4) 靶向治疗

对于明确病理诊断为恶性的肺结节,不适合手术治疗或者患者不愿意手术治疗的,在肺癌驱动基因阳性且有与之相对应的靶向药物时可以选择口服靶向药物治疗。靶向治疗一般疗效较好且不良反应较少,但耐药性是一个不可避免的问题。

(5) 射频消融治疗

对于不适合手术治疗或者不愿意手术治疗的患者,可以考虑行射频消融治疗。

(6) 免疫治疗

对于明确病理诊断为恶性的肺结节,不适合手术治疗或者患者不愿意手术治疗的,肺癌驱动基因阴性,PD-L1 表达水平较高者在无治疗禁忌时经过评估后可以考虑选用免疫治疗。

在选择肺结节的治疗方法时,需要综合考虑肺结节的类型、大小、形态、位置等方面的特点,以及患者的年龄、身体状况、病史等方面的情况。同时还需要考虑治疗的不良反应、风险和效果等因素,以便选择最合适的治疗方案。

对于肺结节的治疗,需要在专业医生的指导下进行。患者应该在了解各种治疗方法的基础上,和医生一起制订个性化的治疗方案,以便获得最佳的治疗效果。同时,患者还需要注意自身的健康管理,如戒烟、保持良好的生活习惯、定期体检等,以便及早发现病变的变化,防止肺结节恶化。

(龙　勇)

54. 肺结节的治疗是否需要联合多种方法?

肺结节的治疗方法通常需要根据患者的具体情况和肺结节的性质进行

个体化选择。对于一些小的肺结节,可能不需要任何治疗,只需要定期随访观察。部分肺结节需要进一步治疗,肺结节治疗的方式包括手术切除、放疗、化疗、靶向治疗、免疫治疗、抗血管生成治疗、中医药治疗等,而对于某些病例,可能需要联合多种治疗方法才能达到最佳疗效。

(1)手术切除+化疗

对于一些患者,特别是那些肺结节被诊断为恶性或潜在恶性的患者,手术切除是目前治疗肺结节的有效方法之一。手术可以完全切除病变组织,避免癌症扩散到其他器官和组织。同时,对于某些肺癌分期相对较晚的病例,手术切除后也可以联合化疗,以杀灭游离的癌细胞,降低复发风险。

(2)放疗+化疗

对于一些无法手术切除的肺结节或病情进展严重的患者,放疗+化疗可能是更好的治疗选择。放疗通过利用放射线杀死癌细胞,从而控制肺结节的生长和扩散。而化疗则是通过使用化学药物杀死癌细胞,来控制癌症的生长和扩散。

(3)手术切除+放疗+化疗

对于某些较为严重的病例,可能需要联合使用多种治疗方法才能达到最佳疗效。手术切除可以将肿瘤切除,放疗和化疗则可以杀死可能残留的癌细胞。在这种情况下,联合多种治疗方法可以大大提高疗效,降低复发风险。

不同治疗方法的选择需要根据患者的具体情况进行个体化选择。每种治疗方法都有其优缺点,且可能存在不同的不良反应和并发症。因此,患者在选择治疗方法时需要和医生进行充分的沟通和讨论,权衡利弊后做出决定。

综上所述,肺结节治疗的方法有许多种,包括手术切除、放疗、化疗等,可以根据患者的情况进行选择,有时需要联合使用多种方法。

（龙　勇）

55. 肺结节的位置对治疗有影响吗?

肺结节的位置是影响治疗的一个重要因素,会影响手术的可行性、手术切除范围、手术风险、手术后的恢复时间、治疗费用以及治疗方法的选择。

首先,肺结节的位置会影响手术的可行性。如果肺结节位于肺深处或者靠近重要的器官(如心脏、主动脉、食管等),手术难度和风险都会增加。对于这种情况,医生需要进行更为谨慎的手术规划和操作,以保证手术的安全性和有效性。此外,对于位于肺深处的肺结节,手术可能需要切除更多的肺组织,这会导致手术风险增加、费用增加、手术后的恢复时间延长。

其次,肺结节的位置也会影响治疗方法的选择。例如,肺结节位于肺深处或靠近重要的器官,手术则不是最合适的治疗方法。这种情况下,医生可能会选择其他治疗方法,如放疗或化疗。另外,如果肺结节位于肺部较浅的位置,手术治疗可能更为适合。

总的来说,肺结节的位置是影响治疗的一个重要因素,医生需要根据肺结节的位置、大小、形态等多方面因素,结合患者的身体状况和病史,制订出最为合适的治疗方案。对于患者而言,应该及时就诊,积极配合医生进行各种检查和评估,以便早期发现肺结节并进行有效的治疗。

(龙 勇)

56. 肺结节治疗的时间有多长?

肺结节的治疗时间因个体情况和治疗方法的不同而有所不同。一般而言,肺结节的治疗时间取决于其类型、大小、位置和患者的身体状况等因素。

以下是常见的肺结节治疗方法和治疗时间的介绍。

(1) 手术治疗

对于符合手术指征的肺结节,手术切除是最常见的治疗方法,也是疗效最好的治疗方法。手术时间的长短取决于肺结节的大小、位置及是否需要进行肺叶或肺段切除等。较小的肺组织楔形切除术术后需留院观察 2 ~ 3 天,大多数患者术后需要留院观察 5 天左右,随后需要在家庭中恢复 1 ~ 2 周时间,避免重体力劳动,不要吸烟、喝酒等。

(2) 放疗

放疗的时间因不同的放疗方案而有所不同。一般而言,标准分割放疗时间为 4 ~ 6 周,每日 1 次,每周 5 次。若选择强度调控放疗,治疗时间可能会更短,但是每次治疗的时间会更长,需要进行多次放疗,每次放疗时间为 15 ~ 20 分钟。

(3) 化疗

化疗的时间取决于化疗方案。一般化疗方案为 4 ~ 6 个疗程,每个疗程间隔为 2 ~ 4 周。每个疗程的治疗时间通常在 2 ~ 8 天,取决于药物的种类和剂量。需要注意的是,化疗可能会产生一些不良反应,如恶心、呕吐、脱发等,需要进行适当的护理和调节。若患者药物不良反应较重可能会延长化疗间隔时间。

(4) 靶向治疗及免疫治疗

靶向治疗一般是每日坚持应用口服药物,直到病情进展或者出现不可耐受的药物不良反应才会选择停药,持续时间可在数月至数年不等,甚至可能会有更长的时间;免疫治疗一般是每 3 周输液治疗 1 次,直到病情进展或者出现不可耐受的药物不良反应才会选择停药,持续时间可在数月至数年不等。

总之,肺结节的治疗时间取决于个体情况和治疗方法的不同。在进行治疗前,医生会详细了解患者的病情和身体状况,综合考虑多种因素,选择最适合患者的治疗方案。

（龙　勇）

57. 肺结节的治疗会影响生育能力吗？

肺结节的治疗对生育能力的影响主要取决于所采用的治疗方式、治疗前后的身体状况及个体差异等因素。一般来说，治疗前未怀孕的女性，可以考虑在治疗结束后进行妊娠，而已经怀孕的女性则需要根据具体情况决定是否推迟治疗或采用其他治疗方案。

（1）手术治疗

手术治疗是肺结节治疗的主要方式之一，手术对生育能力的影响较小。对于未怀孕的女性患者，手术后一般不会对生育产生显著的影响。如果需要在手术后怀孕，建议在手术恢复期结束后再进行。对于男性患者，手术后也不会对生育能力产生影响。

（2）化疗

化疗是肺癌治疗的一种常见方式，但化疗会对生育能力产生一定的影响。化疗药物可能会影响男女生殖系统功能，导致女性月经不规律、闭经或男性精子数量减少等现象。因此，在接受化疗期间，应该采取避孕措施，以免影响治疗效果和生育能力。化疗结束后，生育能力通常会逐渐恢复。

（3）放疗

放疗肺结节治疗的另一种常见方式，但放疗对生育能力的影响与化疗相似。放疗可能会对生殖系统造成一定的损伤，导致女性月经不规律、闭经或男性精子数量减少等现象。因此，放疗期间也应该采取避孕措施。放疗结束后，生育能力通常会逐渐恢复。

（4）其他药物治疗

一些药物可能会对生育能力产生一定的影响。例如，雌激素类药物可能会导致女性月经不规律、闭经等现象，影响女性的生育能力。因此，在接受药物治疗期间，也应该采取避孕措施。药物治疗结束后，生育能力通常会逐渐恢复。

总之，肺结节的治疗对生育能力的影响与个体情况有关，具体情况需要结合治疗方式、治疗前后的身体状况及个体差异等因素综合考虑。在接受治疗期间,患者应该与医生充分沟通,了解治疗方案对生育能力的影响和可能的风险,以便做出适当的决策。此外,在治疗期间也应该注意身体健康,保持良好的生活习惯,有助于恢复身体健康。

（王伟阁）

58. 肺结节活检需要住院吗?

肺结节活检是一种常见的肺部微创手术,用于确定肺结节的性质和严重程度。在进行肺结节活检时,患者通常需要住院观察一定时间,以确保手术的安全和有效。

(1)活检方式

肺结节活检有多种方式,包括经皮肺穿刺活检、内窥镜肺活检、胸腔镜肺活检和开胸肺活检等。不同的活检方式具有不同的优缺点和适用范围。经皮肺穿刺活检和内窥镜肺活检是较为常用的微创方法,对于直径小于3厘米、位于肺组织较浅部位的肺结节,可采用经皮肺穿刺活检或内窥镜肺活检等方法。对于直径大于3厘米、位于肺组织深部的肺占位,则需要采用胸腔镜肺活检或开胸肺活检等手术方式。

(2)住院时间

肺结节活检是一项微创手术,通常需要住院观察一段时间。具体住院时间根据患者的具体情况而定,一般术后需观察1~2天。如果患者手术顺利,术后恢复情况良好,则可以在短时间内出院。

(3)术后护理

肺结节活检是一项微创手术,虽然手术创伤较小,但术后照护仍然非常重要。术后需要进行术后饮食、术后体位、术后用药等方面的护理,以促进肺部恢复和提高身体免疫力。同时需要密切观察患者的呼吸情况和生命体征,及时处理并发症。如果患者术后情况良好,可以逐渐恢复正常饮食和体力活动,并根据医生的建议进行康复训练。

(4)注意事项

在进行肺结节活检之前,需要对患者进行全面的术前评估,包括身体状况、病史、药物过敏史、麻醉史、手术史等方面。特别是需要了解是否有呼吸系统疾病、心血管疾病、代谢性疾病等情况,以及是否有出血倾向或凝血功能异常等。在手术前需要停用一些药物,如抗凝药物和抗血小板药物等。此外,术后需要严格按照医嘱进行饮食和体位等方面的护理,避免术后并发症的发生。

总的来说,肺结节活检是一项安全有效的微创手术,可以帮助医生准确诊断肺结节的性质和严重程度,指导患者进行治疗。在肺结节活检时,需要进行全面的术前评估和术中监测,选择合适的活检方式和位置,确保手术的安全和成功。术后需要进行全面的照护和康复训练,以促进患者的身体恢复和提高免疫力。如果患者听从医生的建议,积极配合治疗,肺结节活检的效果将会更加显著。

(黄丽慧)

59. 肺结节活检需要做哪些准备?

如果结合影像学检查和临床表现初步判断为恶性肺结节,需要进行肺结节活检以确定其病理学类型和严重程度。肺结节活检是一项微创手术,需要进行一系列的检查和术前准备工作,以确保手术的安全和成功。

(1)影像学检查

在进行肺结节活检之前,需要进行影像学检查,以确定肺结节的位置、大小、形状、密度和与周围组织的关系。影像学检查通常包括 CT 扫描和 PET-CT 扫描。CT 扫描可以提供高分辨率的图像,并能够便于医生观察肺结节的形态、密度和边界。PET-CT 扫描则可以评估肺结节的代谢活性和恶性风险。通过影像学检查可以选择最佳的活检方式和位置,减少手术风险。

(2) 术前评估

在进行肺结节活检之前,需要对患者进行全面的术前评估,包括身体状况、病史、药物过敏史、麻醉史、手术史等方面。特别是需要了解是否有肺部感染、胸膜炎、肺不张等肺部疾病,以及是否存在出血、血栓等并发症。术前评估可以帮助医生制订最佳的手术方案,预防并发症的发生。

(3) 术前准备

在进行肺结节活检之前,需要进行一系列的术前准备工作。首先,需要患者禁食禁水,并清洁手术部位。其次,需要准备麻醉药物、止血药物和术中监测设备,以确保手术的安全和成功。此外,还需要制订术后照护措施,包括观察患者的呼吸、心率、血压、氧饱和度等生命体征,及时处理并发症。

(4) 术中监测

在进行肺结节活检时,需要进行术中监测。术中监测包括心电图监测、氧饱和度监测、血压监测等。同时,还需要进行肺部通气功能监测,观察患者的呼吸情况和肺功能。术中监测可以及时发现并处理术中并发症,确保手术的安全和成功。

综上所述,肺结节活检是一项微创手术,需要进行全面的术前评估和术中监测,选择合适的活检方式和位置,确保手术的安全和成功。术后需要密切观察患者的生命体征和呼吸情况,及时处理并发症,并进行术后照护和康复训练,促进肺部恢复和提高身体免疫力。

(杨珍珍)

60. 如果肺结节被诊断为恶性,治疗后的生存率如何?

对于已经被诊断为肺癌的肺结节,治疗后患者的生存率取决于多种因素,包括病变的类型、病变的大小和位置、病变的分期、患者的年龄和健康状况等。

(1) 肺癌病变的类型

肺癌分为小细胞肺癌和非小细胞肺癌两种类型,其中非小细胞肺癌是常见的类型。对于非小细胞肺癌，手术切除是最有效的治疗方法之一。非小细胞肺癌疗效普遍较小细胞肺癌好。手术切除后，肺癌病变的类型对治疗后患者的生存率有很大影响。例如，肺腺癌和鳞癌患者的生存率通常比大细胞癌和腺鳞癌患者的生存率高。

（2）肺癌病变的大小和位置

肺癌病变的大小和位置对治疗后患者的生存率也有很大的影响。通常来说，较小的肺癌病变患者有更高的治疗成功率和更好的生存率。此外，肺癌病变的位置也会影响治疗效果。对于靠近或侵犯胸膜的病变，手术切除后肿瘤复发或转移的概率相对较高。

（3）肺癌病变的分期

肺癌病变的分期是影响治疗后患者生存率的一个重要因素。分期是通过评估肺癌病变的大小、位置、淋巴结是否受到影响等因素，将病变分为不同的阶段。肺癌的分期通常为Ⅰ、Ⅱ、Ⅲ和Ⅳ期4个阶段，在原位癌和微浸润腺癌阶段，术后5～10年的生存率几乎是100%，通常阶段Ⅰ和阶段Ⅱ的生存率较高，而阶段Ⅲ和阶段Ⅳ的生存率较低。

（4）患者的年龄和健康状况

患者的年龄和健康状况也是影响治疗后患者生存率的一个重要因素。年轻、健康的患者通常有更高的治疗成功率和更好的生存率。如果患者同时患有其他疾病，如心脏病或糖尿病等，治疗后的生存率可能会降低。因此，医生需要综合考虑患者的年龄和健康状况，以便选择最合适的治疗方法。

除了上述因素外，治疗后患者的生存率还受到其他因素的影响，如治疗的方式和质量、患者的治疗反应和康复情况等。一般来说，手术切除对于早期肺癌病变的治疗效果最好，放疗和化疗可以用于治疗中晚期肺癌病变或手术不适用的情况。治疗的质量也是影响治疗成功率的重要因素，包括手术切除的完整性、放疗和化疗的剂量和方案等。患者的治疗反应和康复情况也对治疗成功率有很大的影响。对于治疗过程中出现的不良反应和并发症，医生需要及时进行处理，以便减轻患者的痛苦，并避免影响治疗效果。康复过程中，患者需要注意休息和营养，同时积极进行康复训练和身体活动，以便提高生存率和生活质量。

（龙　勇）

61. 考虑为恶性的肺结节都需要治疗吗?

对于恶性的肺结节,需要结合病变的性质、大小、数量、位置、患者的年龄和健康状况等因素综合评估,决定是否需要治疗。一般来说,恶性肺结节都需要治疗,因为它们可能会继续生长并扩散到其他部位,导致更严重的健康问题。

治疗恶性肺结节的方法包括手术、放疗、化疗、靶向治疗等多种方式。具体治疗方案需要根据患者的具体情况进行个性化制订。一般情况下,如果病变较小、发现较早、局限于一个区域且患者身体状况较好,可以考虑手术切除治疗;心肺功能较差不能耐受手术而病灶较局限者可行放疗等。如果病变较大或已经扩散到其他部位,可能需要采用化疗、靶向治疗等方法。

需要注意的是,对恶性肺结节的治疗并不能保证治愈,因为肺癌等恶性肿瘤的治疗效果与多种因素相关,包括肿瘤类型、肿瘤分期、患者年龄、肿瘤细胞的遗传变异等。因此,患者需要密切关注治疗效果,定期进行复查,以及采取健康的生活方式,如戒烟、保持健康的饮食、适量运动等,以减少肺癌的复发和减少患病风险。

(龙 勇)

62. 肺结节是否需要紧急治疗?

肺结节是指在肺部形成的小的团块,直径在30毫米以内。大多数肺结节都是良性的,但有一部分可能是恶性的。对于良性肺结节,通常不需要紧急治疗。对于恶性肺结节,需要判断病情的严重程度,一般考虑为原位癌阶段的可以选择继续随访,若结节发展到微浸润癌阶段就可以考虑行手术治疗了,但此时的手术是一个择期手术,可以选择一个合适的时间进行治疗。但如果结节发展到浸润性腺癌阶段就需要尽快治疗了。

对于良性肺结节,医生通常会建议进行定期随访观察。如果肺结节没有明显变化或变化很慢,通常不需要进行治疗。定期随访观察的频率取决于肺结节的大小、形态和患者的个人情况。一般来说,肺结节的随访观察需要持续 2~5 年,频率为每 6 个月到每年不等。

对于恶性肺结节,需要在恰当的时候采取治疗措施,以防止癌症扩散到其他部位。治疗方法通常包括手术、放疗和化疗等。手术是常用的治疗方法之一,可以通过切除肺部的肿瘤来治疗肺癌。放疗和化疗也是常见的治疗方法,可以通过杀死癌细胞来阻止癌症的扩散。

需要注意的是,治疗肺结节的方法应该是个性化的,应该根据肺结节的类型、大小、形态、位置及患者的个人情况来选择。

(龙　勇)

63. 什么样的肺结节适合药物治疗?

考虑为良性的非感染性肺结节,多数不需要药物治疗,对于考虑为感染性、自身免疫性及恶性的肺结节多数需要药物治疗。

(1) 良性肺结节

1) 肺结节型结核:肺结节型结核是一种由结核分枝杆菌引起的肺结节性疾病,一般采用抗结核药物治疗。

2) 肺部真菌感染:如曲霉病、隐球菌病等肺部真菌感染,需要使用抗真菌药物治疗。

3) 肺部细菌、病毒感染:需要根据病原体的不同选用相应的抗生素或抗病毒药物进行治疗。

4）肺结节性肺泡炎：肺结节性肺泡炎是一种罕见的肺部疾病，一般采用免疫抑制剂治疗。

（2）恶性肺结节

对于恶性肺结节，一般适合进行药物治疗的情况包括以下几种。

1）局部晚期或远处转移的肺癌：在肿瘤已经扩散到其他部位，无法通过手术或放疗控制的情况下，药物治疗可以帮助延长患者的生存时间。

2）肺癌患者的术前新辅助治疗：对于一些较大的肺癌，手术治疗可能并不是最佳选择，此时在手术前药物治疗可以缩小肿瘤的大小，降低手术难度，并提高手术后的治疗效果。

3）肺癌患者的手术后辅助治疗：手术切除病灶后，药物治疗可以清除残留的肿瘤细胞，预防肿瘤复发和转移。

4）肺癌患者的放疗后辅助治疗：放疗可能无法完全消灭肿瘤，此时药物治疗可以继续控制肿瘤的生长和扩散。

需要注意的是，药物治疗的方案需要根据患者的具体情况个性化制订。药物治疗可能会出现一些不良反应，如恶心、呕吐、脱发等，治疗期间需要密切关注患者的身体状况。

（龙　勇）

64. 什么样的肺结节适合手术治疗？

一般情况下，以下类型的肺结节可考虑手术治疗。

（1）快速增长的肺结节

如果一个肺结节在短时间内（通常是 6 个月）体积增大或结节内密度增加，可能是肺癌的迹象，需要进行手术治疗。

（2）可疑恶性肿瘤的肺结节

当肺结节的 CT 表现形式有可疑恶性肿瘤的征象时，如边缘清晰不光滑、内部有半透明或实性区域、结节伴有空泡、结节形态不规则伴有短毛刺等，需要考虑手术治疗。

（3）位于肺部边缘或靠近胸膜的肺结节

由于这些结节容易侵犯胸膜导致局部转移，手术治疗可以通过完全切除来减少转移风险。

需要注意的是，手术治疗是一种创伤性的治疗方法，存在一定的手术风险。因此，医生需要根据患者的具体情况，综合考虑手术治疗的风险和益处，并进行全面评估和指导。

（龙　勇）

65. 肺结节手术后需要多长时间进行恢复？

手术是一种常见的肺结节治疗方法，可以有效地控制和治疗肺结节，提高患者的生存率。手术后的恢复过程是一个漫长而艰难的过程，需要患者充分理解和积极配合，才能获得更好的效果。

肺结节手术后的恢复时间因个体差异而异，一般需要 1～2 个月。在此期间，患者需要遵从医生的建议，采取相应的措施，以促进身体康复。

具体来说，肺结节手术后的恢复需要注意以下几个方面。

（1）术后的休息

患者手术后需要充分休息，避免过度运动或剧烈活动，以避免对身体造成伤害。

（2）恢复期间的饮食

手术后的患者需要听从医生的饮食建议，饮食宜清淡，以避免对肺部的刺激。应该避免吃油腻、辛辣等刺激性食物，多吃富含蛋白质、维生素等营养的食物。

（3）注意创口护理

手术后的患者需要注意创口护理,保持创口清洁干燥。应该避免接触水和污物,及时更换敷料,以避免创口感染和裂开。

（4）定期复查

手术后的患者需要定期复查,以确保康复的效果。医生会根据患者的具体情况,制订相应的治疗计划,进行个性化的随访观察。

（5）遵守医生的嘱咐

患者在术后需要密切配合医生的治疗,按时服药、定期复查,避免因自己的疏忽而影响恢复。

（6）进行适当的锻炼

术后恢复期间,适当的锻炼可以帮助患者恢复体力,提高免疫力,促进康复。但是,锻炼的强度和时间应该由医生根据患者的具体情况来制订,避免对身体造成过度负担。

（7）情绪上的调节

手术后的患者需要注意情绪上的调节,避免因为身体上的不适而导致情绪低落。可以通过与家人、朋友的交流,阅读等方式来缓解紧张情绪。

（8）避免吸烟和接触二手烟

吸烟是导致肺部疾病的重要因素之一,术后患者应该避免吸烟和接触二手烟,以减少对肺部的刺激和损害。

（9）避免接触污染物

接触污染物是导致肺部疾病的另一大因素,术后患者需要避免接触有害物质和污染环境,保持身体和环境的卫生。

（10）合理安排作息和生活

术后恢复期间,患者应该注意合理安排作息和生活,保持良好的心态和健康的生活方式,以促进恢复和康复。

总之,肺结节手术后的恢复是一个漫长而艰难的过程,需要患者充分理解和积极配合。在恢复期间,患者需要注意以上几个方面,以促进身体康复。同时,患者还应该定期进行随访,遵守医生的治疗建议,及时处理异常情况。

（龙　勇）

66. 肺结节手术治疗的风险如何？

肺结节手术的风险主要取决于肺结节的大小、位置、形状、病理类型,患者的年龄、身体健康状况,手术切除范围及医生手术经验等因素。一般来说,手术治疗肺结节的风险相对较高,以下是肺结节手术的可能风险。

(1)麻醉风险

肺结节手术治疗一般均需要行全身麻醉,存在麻醉药物导致的过敏性休克等风险。

(2)手术后感染

手术过程中,可能会引入细菌或其他病原体,导致感染;术后呼吸功能锻炼不佳,咳嗽、咳痰能力差亦可能导致肺部感染。

(3)出血

手术可能会导致出血,尤其是在术后的几天内,需要密切监测。

(4)肺功能受损

肺结节手术可能会导致肺功能减退,这可能会影响患者的呼吸功能,尤其是切除肺组织过多时肺功能受损较重。

(5)其他风险

手术还有导致胸腔积液、伤及周围肺组织、心搏骤停、肺梗死、脑梗死等风险。

然而,大多数肺结节手术都是安全的,并且并发症的发生率比较低。但是高龄患者、基础疾病较多较重者手术风险较高,手术前医生会对患者进行全面的评估和完善术前准备,以降低手术风险。术前检查包括胸部 CT 扫描、肺功能检查、心电图等,术后还需要密切监测患者的病情和恢复情况。

总之,肺结节手术的风险是存在的,但是患者和医生可以采取一系列措施来降低风险,包括手术前的评估和准备、手术过程中的监测和护理及术后的恢复和随访。

（龙　勇）

67. 肺结节手术治疗能用微创吗?

肺结节手术治疗可以使用微创技术,如经皮肺穿刺和胸腔镜手术等。

经皮肺穿刺是一种通过皮肤和肺组织的间隙将针头插入肺部,直达肺结节,对肺结节进行取样活检、射频消融治疗或植入放射性粒子进行局部放疗的微创技术。这种方法可以在局部麻醉下完成,创伤小、恢复快,但只适用于肺结节较小、不适合或患者不愿意行外科手术切除的情况。

胸腔镜手术是通过在胸腔内插入镜头和手术器械进行手术,与传统开放性手术相比,创伤小、疼痛少、恢复快,适用于一些肺结节需要切除的情况。

但是,是否能使用微创技术治疗肺结节,需要根据患者的具体情况和肺结节的大小、位置、性质等因素进行评估,只有在医生的专业建议下,患者才能做出最合适的治疗决策。

（龙　勇）

68. 手术治疗肺结节需要切除多少肺组织?

手术治疗肺结节需要切除多少肺组织取决于肺结节的大小、位置、形态和恶性程度等因素。对于一些较小的肺结节,可以采用部分肺切除的方法,只切除肺部的一部分,以最大限度保留肺功能。而对于较大的肺结节或恶性肿瘤,可能需要进行肺叶切除或全肺切除手术。

肺叶切除手术是将肺部的一个肺叶切除,肺叶是肺部的一个较大的结构单位,切除肺叶可以最大限度地切除病变组织。全肺切除手术是将一侧肺叶全部切除(左侧两个肺叶或右侧的三个肺叶),只适用于极少数情况,如肺癌晚期或严重肺部疾病患者。

手术治疗肺结节的具体方案需要医生根据患者的具体情况进行评估和制订,患者应该咨询专业的医生以获取最合适的治疗方案。

（龙　勇）

69. 多发肺结节手术切除越多会越好吗？

对于多发肺结节的手术治疗,切除越多不一定越好,应根据每个患者的具体情况进行评估和制订治疗方案。

多发肺结节可能是由多个原因引起的,如炎症、感染、肺部纤维化等,也有可能是多原发肺癌或肺转移癌。因此,在制订治疗方案时,需要综合考虑患者的年龄、身体状况,肺结节的大小、位置、形态和恶性程度等因素。

对于多发肺结节的治疗,手术切除的方式可以是单个切除、多个切除或全肺切除。一般情况下,对于较大的、疑似肺癌的肺结节,应考虑手术切除。而对于较小的、病理类型不明确的肺结节,则可能需要通过活检等方法进一步明确诊断。

对于多发肺结节,医生会根据患者的具体情况制订最合适的治疗方案。患者应该在医生的指导下,积极进行治疗,并定期进行随访。

（侯　露）

70. 什么样的肺结节适合射频消融治疗？

肺结节的射频消融治疗是一种介入性治疗方法,适用于直径小于 3 厘米、有单个或多个肺结节的非小细胞肺癌患者,以及一些转移性肿瘤。

一般来说,射频消融治疗适用于以下情况。

★ 直径小于 3 厘米的肺结节。

★ 患者无法或不适合进行手术切除的情况。

★ 肺结节在 CT 或 PET-CT 扫描中表现为病理学上可切除的肿瘤。

★ 患者的肺功能状态适合进行该治疗。

但是需要注意的是,每个患者的情况都是不同的,治疗方案应该根据患者的具体情况进行个体化制订。在接受射频消融治疗前,患者需要接受详细的评估,包括肺功能、病理学、影像学等多方面的检查,以确保治疗的安全和有效性。

（张　进）

71. 什么样的肺结节适合放疗？

放疗是一种非侵入性的治疗方法,适用于某些类型的肺癌患者,但对于肺结节的治疗,其适用情况也需考虑多方面的因素。

放疗还可用于因患者身体原因不能手术治疗或拒绝手术的早期肺癌的根治性治疗、可手术患者的术前及术后辅助治疗、局部晚期病灶无法切除患者的局部治疗和晚期不可治愈患者的姑息治疗。

放疗可用于患者的整体健康状况不适合接受其他侵入性治疗,如射频消融治疗等。

对于接受手术治疗的肺癌患者,如果术后病理示手术切缘阴性而纵隔淋巴结阳性,除了常规接受术后辅助化疗外,可加用术后放疗。

患者已接受手术切除,但肺癌复发或转移,放疗可以用来减轻症状和控制病情进展。

需要注意的是,放疗对肺结节的治疗效果取决于多种因素,如肺结节的大小、形状、位置、病理类型等。因此,治疗方案需要根据患者的具体情况个体化制订。在选择放疗时,还需要综合考虑放疗的副作用,如放射性肺炎等,并与其他治疗方案进行比较。

(王伟阁)

72. 什么样的肺结节适合放射性粒子植入治疗?

放射性粒子植入治疗,也称为内照射治疗,是一种介入性的治疗方法,适用于某些类型的肺癌患者。以下是一些可能适用于放射性粒子植入治疗的肺结节的特点。

★ 一般直径越小,治疗效果越好。

★ 结节位于肺的外围部位,且周围没有大血管和支气管。

★ 患者不适合接受手术切除或其他侵入性治疗,如射频消融治疗等。

★ 结节周围没有严重的肺纤维化或肺不张等情况。

需要注意的是,放射性粒子植入治疗方案需要根据患者的具体情况个体化制订。在选择放射性粒子植入治疗时,还需要综合考虑治疗的副作用,如肺炎、肺不张等,并与其他治疗方案进行比较。

(龙 勇)

73. 肺结节的治疗是否会导致肺功能下降?

肺结节治疗是否会导致肺功能下降,取决于许多因素,例如肺结节的类型和位置、治疗方法和患者的整体健康状况。

（1）手术治疗

对于小的良性肺结节,手术切除范围较小或随访观察通常不会对肺功能产生显著影响。对于大的良性肺结节、恶性肺结节或位置不佳的肺结节,需要行手术切除时,切除的肺组织越多,对肺功能产生的影响越大,但是术后余肺多会代偿性膨胀,可部分弥补缺失的肺功能。

（2）放疗

放疗是常见的肺结节治疗方法之一,但它也可能对周围的肺组织产生不良影响。通常情况下,放疗的剂量和范围是根据肿瘤大小和位置、患者的年龄和总体健康状况等因素个性化定制的,以最小化对周围肺组织的影响。但是,即使是最小化的放射治疗也可能对肺功能产生影响,导致气道狭窄、肺纤维化等问题。通常情况下,这种影响是轻微的,但在一些病例中,可能会导致显著的肺功能下降。

（3）化疗

化疗也是一种肺结节的治疗方法,它通过药物干预肿瘤的生长和扩散。但是,化疗药物通常会对正常细胞和组织产生不良影响,这可能会影响肺功能。一些化疗药物可能导致肺泡炎、肺纤维化等问题,进而导致肺功能下降。

因此,肺结节的治疗是否会导致肺功能下降,需要根据具体情况进行评估。在进行肺结节治疗前,医生会对患者进行全面评估,包括评估患者的肺功能和健康状况。患者应按照医生的建议进行治疗,注意调整饮食、锻炼等生活方式,尽可能减少对肺功能的影响。

（龙　勇）

74. 肺结节的治疗是否会影响心脏功能？

肺结节的治疗可能会影响心脏功能,心脏功能状态也对肺结节治疗具有一定影响,具体影响取决于治疗方式和个体差异。

（1）手术治疗

手术治疗是肺结节治疗的常用方式之一。对于需要切除部分肺组织的患者,手术后可能会出现气短、胸痛等呼吸系统症状。此外,手术过程中需要进行全身麻醉,可能对心脏功能造成一定的影响。

（2）放疗

放疗是利用放射线杀死癌细胞的一种方法。对于位于心脏附近的肺结节,放疗可能会对心脏造成辐射损伤,进而影响心脏功能。

（3）化疗

化疗是利用化学药物杀死癌细胞的一种方法。部分化疗药物可能会对心脏造成损伤,导致心脏功能下降。

（4）气管插管

如果患者需要进行手术治疗或放疗,可能需要气管插管。气管插管是一种侵入性操作,可能会对心脏功能造成一定的影响。

总之,肺结节的治疗可能会对心脏功能造成影响,但这些影响通常是暂时的,在治疗前后需要密切监测患者的心脏状况,并根据患者的具体情况进行治疗计划的制订和调整。

（龙　勇）

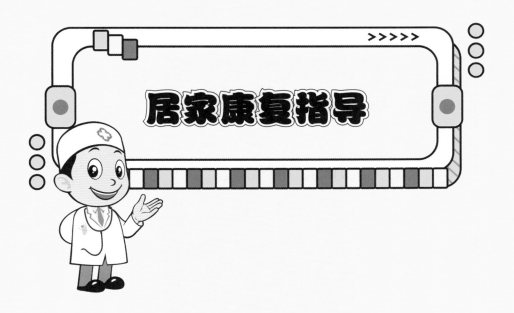

居家康复指导

75. 药物治疗肺结节的患者居家康复需要注意什么？

药物治疗是一种常见的肺结节治疗方式。以下是药物治疗肺结节的患者居家康复需要注意的事项。

(1)按时服药

按照医生的建议,按时按量服药,不要随意停药或改变药量。

(2)注意饮食

药物治疗过程中需要注意饮食,保持健康饮食习惯,避免食用刺激性食物或饮料。

(3)定期复查

药物治疗过程中需要定期复查,如 CT 检查、血液生化检查等,以便及时发现病情变化,调整治疗方案。

(4)注意药物不良反应

药物治疗过程中可能出现一些不良反应,如恶心、呕吐、腹泻、头痛、皮疹等,需要及时向医生反映,进行相应的处理。

(5)避免感染

药物治疗过程中需要注意防止感染,保持室内空气流通,勤洗手,避免接触传染源。

(6)增强体力

药物治疗过程中需要注意增强体力,适当进行体育锻炼,保持良好的心态,以增强身体的免疫力。

总之,药物治疗肺结节需要患者的密切配合,加强自我管理,保持健康的生活方式,以达到更好的治疗效果。

(张 弛)

76. 手术治疗肺结节的患者居家康复需要注意什么？

手术治疗肺结节是一种侵入性的治疗方式,需要患者进行术后的居家康复。以下是手术治疗肺结节的患者居家康复需要注意的事项。

(1)保持充足的休息

手术后需要充分休息和恢复,避免过度活动和剧烈运动,以免影响伤口愈合和身体恢复。

(2)按医嘱用药

按照医生的指示规律用药,注意遵守药品使用方法和注意事项,如剂量、用药时间等。

(3)定期复查

手术后需要定期复查,如 X 射线、CT 检查等,以及时发现异常情况,避免病情反复。

(4)注意伤口护理

手术后需要注意伤口护理,保持伤口清洁干燥,防止感染和出现并发症。

(5)饮食调节

手术后需要注意饮食调节,适当增加蛋白质和维生素的摄入,避免过度饮食或进食刺激性食物。

(6)心理疏导

手术后需要注意心理疏导,保持乐观积极的心态,避免产生焦虑和情绪波动。

(7)避免吸烟和二手烟

手术治疗后,需要尽量避免吸烟和二手烟,这些会对身体恢复造成负面影响。

(8)保持室内清洁

手术治疗后,需要保持室内空气清新、干燥,定期通风、打扫,避免污染和感染。

（9）避免饮酒

手术治疗后需要避免饮酒，特别是饮酒过量会对身体恢复产生负面影响。

（10）避免长时间静坐

手术治疗后需要注意避免长时间静坐，可适当进行伸展运动，促进血液循环，缓解疲劳。

（11）注意保暖

手术治疗后需要注意保暖，避免受凉感冒或加重身体负担。

总之，手术治疗肺结节后需要密切配合医生的治疗，注意个人卫生、饮食、运动等方面，遵守医嘱，做好术后护理和康复，加强自我管理，保持健康的生活方式，以促进身体的康复，达到更好的治疗效果。

（曹宗宇）

77. 肺结节手术后需要随访多长时间？

肺结节手术后的随访是非常重要的，它可以帮助医生及时发现并处理可能的并发症、复发或转移病变等问题。随访的时间长度会因患者的病情、治疗方式和手术后恢复情况等因素而有所不同，但通常建议至少进行5年的随访。

在手术后的第一个月内，患者需要每周进行一次随访，并定期进行肺部CT检查，以进一步了解术后恢复情况、有无术后并发症，及时指导治疗。之后，随访的频率会逐渐降低，但仍需每3~6个月进行一次随访和检查，至少进行5年的随访，随访结束后仍需定期健康体检。

在随访期间，医生会通过问诊、体检、影像学检查等方式，了解患者的身体状况、治疗效果和可能的并发症情况，以便及时发现和治疗任何可能的复发或转移。同时，医生还会对患者的病情进行评估，并根据情况调整治疗方案。

在随访期间，患者需要遵循医生的建议，按时进行随访和检查，同时注意保持良好的生活方式和加强营养，以提高身体免疫力。如果出现任何异常症状或不适,应及时告知医生并接受必要的检查和治疗。肺结节手术后的随访时间越长,表明结节复发和转移的风险越小,但随访的时间也不应过度延长。随访结束后,患者需要定期进行体检,以维护良好的健康状况和预防可能的疾病。

（龙　勇）

78. 肺结节手术治疗后会复发吗?

肺结节手术治疗后的复发问题是很多患者和医生关注的问题,这个问题的答案取决于多种因素,包括肺结节的性质、手术的方法、治疗的效果以及患者的个人情况等。

对于良性的肺结节,复发率较低,一般在手术后几年内极少出现复发情况。而对于恶性的肺结节,其复发率相对较高,尤其是在较大的肺结节病变中,复发的可能性更大,但是对于处于原位癌或微浸润癌阶段的肺结节,术后 5～10 年的生存率几乎为 100%。

手术方法和治疗效果也是影响肺结节复发的重要因素。随着技术的进步和治疗方法的多样化,传统的开胸手术已逐渐被微创手术和介入治疗所取代。这些治疗方法能够更好地保护患者的肺功能和减少手术创伤。另外,恶性肺结节手术治疗切缘没有足够安全距离的时候结节容易复发。

此外,患者的个人情况也是影响肺结节复发的重要因素。吸烟、慢性阻塞性肺疾病、年龄等因素都可能增加肺结节的复发风险。因此,对于高危人群,需要更加密切地进行随访和监测。

总的来说,肺结节的复发问题是个复杂的问题,需要综合考虑多种因素。在进行治疗和随访过程中,需要由专业的医生进行指导和监测,及时发现复发或转移病变,以提高患者治疗效果和生存率。

（龙　勇）

79. 射频消融治疗肺结节的患者居家康复需要注意什么?

射频消融治疗是一种常见的非外科手术治疗肺结节的方法,术后患者需要进行一定的居家康复。以下是射频消融治疗肺结节的患者居家康复需要注意的事项。

(1)监测体温

射频消融治疗后,患者需要定期监测体温,及时发现发热等异常情况。

(2)定期复查

术后需要定期复查,如 X 射线、CT 检查等,以及时发现异常情况,避免病情反复。

(3)注意伤口护理

射频消融治疗后需要注意伤口护理,保持伤口清洁干燥,防止感染和出现并发症。

(4)适当休息

射频消融治疗后需要适当休息,避免过度活动和剧烈运动,以免影响伤口愈合和身体恢复。

(5)饮食调节

射频消融治疗后需要注意饮食调节,适当增加蛋白质和维生素的摄入,避免过度饮食或进食刺激性食物。

(6)心理疏导

射频消融治疗后需要注意心理疏导,保持乐观积极的心态,避免产生焦虑和情绪波动。

(7)避免吸烟和二手烟

治疗后需要尽量避免吸烟和二手烟,这些会对身体恢复造成负面影响。

(8)遵守医嘱

术后患者需要严格遵守医嘱,按时服药、复查和进行康复训练等。

（9）定期随访

术后患者需要定期随访，及时与医生沟通，反映身体状况和治疗效果，以便及时调整治疗方案。

（10）学习相关知识

患者可以学习相关的肺部保健知识，如适当的体育锻炼、合理饮食等，以增强自身免疫力，减少肺部疾病的发生。

（11）注意呼吸健康

术后患者需要特别注意呼吸健康，避免有害气体的侵害，保持良好的室内通风和空气质量。

总之，射频消融治疗肺结节的患者居家康复需要加强自我管理，注重身体保健和安全防范，以达到更好的康复效果。同时，需要密切关注身体状况，及时就医，避免疾病反复发作。

（杨珍珍）

80. 放射治疗肺结节的患者居家康复需要注意什么？

放射治疗肺结节的患者居家康复需要注意以下几点。

（1）遵守医嘱

患者需要遵守医生的治疗方案和用药要求，按时服药、复查和进行康复训练等。

（2）了解治疗的不良反应

放疗可能会引起不良反应，如恶心、呕吐、乏力、食欲减退等，患者需要认真了解这些不良反应的特点，及时告知医生并采取相应的对策。

（3）饮食调理

患者需要遵守科学的饮食原则，适量摄入高蛋白、高营养、易消化的食物，增强体质，减少营养不良的发生概率。

（4）定期复查

患者需要定期复查，及时与医生沟通，反映身体状况和治疗效果，以便及时调整治疗方案。

（5）注意呼吸健康

放疗对呼吸系统的影响较小，但仍需注意呼吸健康，避免有害气体的侵害，保持良好的室内通风和空气质量。

（6）改善生活方式

患者应该适当进行体育锻炼，增加户外活动和晒太阳的时间，保持良好的心态和充足的睡眠，有助于促进康复和提高生活质量。

（周　茹）

81. 放射性粒子植入治疗肺结节的患者居家康复需要注意什么？

放射性粒子植入治疗是一种微创治疗肺结节的方法，主要是将放射性颗粒注入肺结节内，以破坏癌细胞。对于接受放射性粒子植入治疗的患者，在接受治疗后居家康复时需要注意以下事项。

（1）避免与孕妇和婴儿接触

放射性粒子在体内分解时会释放出放射性能量，因此接受放射性粒子植入治疗的患者应尽量避免与孕妇和婴儿接触，因为他们对放射线的敏感度更高。

（2）注意个人卫生

放射性粒子植入治疗后的患者需要注意个人卫生，如洗手、洗浴等，以防止放射性粒子在身体表面留下污染物。

（3）避免与他人过度接触

接受放射性粒子植入治疗的患者在治疗后需要避免与他人过度接触，因为放射性粒子可能会被传播给其他人。

（4）将所有放射性废物正确处置

所有放射性废物都需要正确地处置，包括使用过的器具、用过的纸巾和手帕等。

（5）定期检查身体健康状况

接受放射性粒子植入治疗的患者需要定期检查身体健康状况，以便及时发现并处理任何不良反应或并发症。

（6）遵守医生的治疗建议

患者需要遵守医生的治疗建议，包括用药、饮食、锻炼等。如果有任何疑问或担忧，应及时向医生咨询。

（7）避免使用含金属的物品

金属可以吸收和反射放射性粒子，因此在接受治疗期间需要避免使用含金属的物品，如金属餐具、首饰等。

（8）避免受到剧烈碰撞

接受治疗的患者需要避免受到剧烈碰撞或进行剧烈运动，以免放射性粒子被释放出来。

（9）避免长时间暴露在阳光下

放射性粒子可以增加人体对阳光的敏感性，因此接受治疗的患者需要避免长时间暴露在阳光下，尤其是在治疗后的第一个月内。

（10）提前告知其他接诊医生

接受放射性粒子植入治疗的患者需要提前告知其他接诊医生，以便他们采取适当的防护措施。

总之，接受放射性粒子植入治疗的患者需要遵守医生的治疗建议，并按照上述注意事项来进行康复，以确保治疗的安全和有效性。

（黄丽慧）

82. 抗感染治疗后肺结节无变化就是肺癌吗？

抗感染治疗后肺结节无变化并不能确定就是肺癌。部分肺结节是因为细菌感染所致，应用对细菌敏感的抗生素治疗后复查 CT 可见结节变小或消失，当出现抗感染治疗后结节无变化时，可能是抗生素对细菌不敏感或结节为非细菌感染所致,并不能确定结节就是肺癌,这个结论需要结合多种因素综合判断。

首先,对肺结节的性质需要进行进一步的评估,包括结节的大小、形状、位置和密度等。如果结节边缘规则、密度较高,可能是良性肿瘤或炎症,而恶性结节通常边缘清晰不规则、密度较正常肺组织高。

其次,患者的个人史和家族史也需要考虑。如是否有长期吸烟史、有无接触过致癌物质、亲属有无患癌病史等。

最后,临床医生还需要结合患者的临床表现、肺功能检查、影像学检查及可能进行的活检等多方面的信息来综合判断肺结节是否为肺癌。

因此,抗感染治疗后肺结节无变化并不能判断为肺癌,需要进一步综合评估和检查来确定病情。

(龙 勇)

83. 肺结节手术治疗后会影响正常生活吗?

肺结节手术治疗后可能会对患者的正常生活产生一定的影响,但通常不会影响患者的长期生活质量。

具体来说,手术治疗后的恢复期因手术方式和患者个体差异而不同,有些患者可能需要长期住院观察和治疗,而有些患者可能会在几天内出院。一般来说,患者需要在手术后遵循医生的建议进行恢复训练,包括逐渐增加体力活动、避免搬运重物等。在术后几个月内,患者需要接受定期的随访和检查以确保康复进程顺利。

另外,肺结节手术治疗后可能会对患者的肺功能产生影响。如果手术切除的部位较小,影响可能很小,但如果手术切除的部位较大,患者可能会感觉呼吸困难或疲劳。这时,患者可以进行肺功能锻炼和物理治疗来促进肺功能的恢复。

总的来说,肺结节手术治疗后需要一定的恢复期,但大多数患者可以恢复到正常的生活和工作状态。患者需要积极配合医生的治疗和康复计划，以促进康复进程。

（龙　勇）

84. 肺结节微创手术治疗后胸壁疼痛正常吗？

肺结节微创手术治疗后胸壁疼痛是一种正常的反应，但其程度和持续时间可能因患者个体差异而不同。

微创手术通常指使用纤维支气管镜、胸腔镜等器械进行手术，相比传统开放性手术，微创手术对患者伤害更小、恢复时间更短，然而仍然可能会引起胸壁疼痛。这种疼痛可能是手术切口或胸腔内操作时刺激神经所致，通常是短暂的。

为了减轻胸壁疼痛，患者可以采取以下措施。

★ 按医生的建议服用止痛药。止痛药可以缓解疼痛，但也需要注意药物的剂量和使用方法。

★ 保持手术部位的清洁和干燥，防止感染。

★ 注意休息，避免剧烈运动和长时间保持一个姿势，以减少胸壁疼痛的发生。

★ 如果胸壁疼痛持续时间较长或疼痛程度较重，患者应该及时告知医生，并接受进一步的评估和治疗。

总的来说，肺结节微创手术治疗后胸壁疼痛是一种正常的反应，患者可以通过采取适当的措施来减轻疼痛并促进康复。

（龙　勇）

85. 肺结节微创手术治疗后咳嗽正常吗?

在肺结节微创手术治疗后,有些患者可能会出现咳嗽的症状。这通常是手术对呼吸系统的干扰和刺激,以及肺组织的恢复过程中产生的炎症反应所致。

一般情况下,这种咳嗽是暂时的,且会随着术后康复逐渐减轻或消失。但是,如果咳嗽持续时间过长或症状加重,可能需要就医进一步检查。

此外,术后还需要遵守医生的建议,如注意休息、保持营养均衡、避免吸烟等,以促进康复和预防并发症的发生。

肺结节微创手术治疗后的咳嗽是难以完全避免的,但可以采取一些措施来减轻症状和加速康复。

(1)遵守医生的术后康复指导

手术后要遵守医生的术后康复指导,包括适当的休息、饮食、运动等,以帮助肺部尽快恢复。

(2)停止吸烟

吸烟会刺激呼吸道,使咳嗽加重,术后应尽可能避免吸烟,或在医生的指导下逐渐戒烟。

(3)避免吸入污染物

避免接触空气中的污染物和有害气体,以减少刺激呼吸道和加重咳嗽的可能性。

(4)注意呼吸道卫生

保持呼吸道清洁,避免呼吸道感染,减少咳嗽的发生。

一般咳嗽症状会随着恢复时间的延长而逐渐减轻。但如果咳嗽症状较为严重,影响患者的生活和康复,可考虑使用一些药物进行缓解。以下是一些治疗肺部手术后咳嗽的居家常用药物。①止咳药:如川贝止咳糖浆、川贝枇杷膏等,可用于缓解咳嗽症状。但需要注意的是,如果咳嗽是带痰的,应避免使用止咳药,因为它们可能会抑制呼吸道中的痰液排出。②祛痰药:如氨溴索、桉柠蒎等,可用于促进呼吸道痰液排出,缓解咳嗽症状。③支气管扩张剂:如沙丁胺醇、茶碱等,可用于扩张支气管,减轻呼吸困难和咳嗽症状。

需要注意的是,这些药物的使用需要遵循医生的建议和说明书,注意用药剂量和用药时间,避免不良反应的发生。此外,如果咳嗽症状较为严重或持续时间较长,应及时就医,接受专业医生的诊断和治疗。

总之,术后咳嗽是比较常见的症状,但大多数患者可以通过合理的康复措施减轻症状,促进恢复。

（龙　勇）

86. 肺结节治疗期间需要特别注意饮食吗?

肺结节治疗期间,饮食也是需要特别注意的。合理的饮食有助于维持身体健康,提高治疗效果和促进恢复。下面是一些需要注意的饮食原则。

(1)均衡饮食

应该保证摄入足够的蛋白质、维生素、矿物质等营养素,避免单一或过度摄入某一种营养素。建议以粗粮、蔬菜、水果、鱼、禽肉等食物为主,少量摄入红肉、动物内脏等高脂肪、高胆固醇食品。避免饮酒,饮酒会加重肺部病变和治疗的不良反应。

(2)适量饮水

充足的水分有助于维持体内正常代谢,促进药物的代谢和排泄。建议每天饮用足够的水,每天至少1 500毫升。

(3)避免刺激性饮食

辛辣、油腻、烧烤等刺激性饮食会加重胃肠道负担,对肺结节的治疗不利。建议少吃或避免这类食品。

(4)注意口腔卫生

口腔感染和炎症会影响食欲和营养摄入,应该注意口腔卫生,保持口腔清洁。

(5) 根据个体情况适当调整饮食

根据治疗方式、身体状况和个体差异等不同,饮食也应该进行适当调整。比如,在化疗期间,患者可能会出现恶心、呕吐等不适症状,应该选择易消化、富含营养的食物,避免进食过多或过少。

在治疗期间,患者的身体会经历很多变化,包括疲劳、食欲下降、恶心、呕吐等不适。这些不适症状可能会影响患者的饮食,导致营养不足,影响治疗的效果和身体的康复。因此,患者应该密切关注自己的身体状况,及时咨询医生或营养师,制订适合自己的饮食计划。

还应该注意饮食与药物之间的相互作用,一些药物可能会影响患者的食欲和营养吸收,或者需要在特定时间服用药物,影响进食。因此,在治疗期间,患者应该仔细阅读药品说明书,遵守医生的指导,按时按量服药,以保证药物的疗效。合理饮食是肺结节治疗的一个重要方面,但并不是唯一的方面。患者应该遵守医生的治疗方案,按时就诊和检查,积极配合治疗。此外,保持心情愉悦、合理运动、规律作息等也有助于促进身体健康。

(张　弛)

87. 肺结节的治疗是否会影响生活质量?

肺结节的治疗方法主要包括手术、放疗和化疗等。这些治疗方法虽然可以有效切除或缩小肺结节,但也可能会带来一些不良影响,影响患者的生活质量。

首先,手术治疗可能会导致胸部疼痛、呼吸困难、胸闷、发热、咳嗽等不适症状。手术切除肺结节是一种创伤性手术,可能需要患者进行胸腔镜手术或开胸手术等,手术后需要一定时间进行恢复。手术后还可能会导致气胸、肺不张等并发症,需要密切监测和及时处理。对于一些高龄、合并其他疾病的患者,手术治疗的风险会更高。

其次,放疗和化疗也可能会导致不适症状。放疗可能会引起口干、皮肤炎症、疲劳等不良反应；化疗则可能会导致恶心、呕吐、脱发等不良反应。这些不适症状可能会影响患者的情绪和日常生活。

除了治疗本身的不适症状，肺结节的诊断和治疗可能会给患者带来心理负担。患者可能会担心肺结节的性质和预后，担心治疗的不良反应和效果。这些心理压力可能会影响患者的睡眠、饮食和生活习惯，甚至会影响治疗的效果。

因此，在治疗过程中，患者应该积极配合医生的治疗计划，注意身体的变化和不适症状，并及时向医生反馈。同时，也可以寻求心理咨询和支持，缓解心理压力，提高生活质量。

（周　茹）

88. 肺结节的治疗期间如何休息？

肺结节的治疗需要结合患者的整体情况，因此如何休息取决于患者的具体病情和治疗方案。

手术治疗是肺结节的主要治疗方法之一。在手术后，患者一般需要在医院内恢复一段时间，直到病情稳定为止。医生会建议患者卧床休息一段时间，这是为了避免手术后的并发症，并确保伤口能够顺利愈合。患者需要遵守医生给出的特殊饮食和运动建议，同时按时服用药物，并及时报告任何疼痛、发热或其他不适症状。

在采用其他治疗方法如放疗和化疗期间，患者通常可以继续日常活动，但也需要注意休息和调整生活方式。在放疗期间，患者需要避免剧烈运动和过度劳累，以免影响放疗效果和身体健康。在化疗期间，由于化疗药物会对身体造成一定的损伤，患者可能会感到疲劳、乏力等不适，需要适当休息和调整饮食，以保持身体的免疫力。

除了治疗期间的休息，肺结节患者在日常生活中也需要注意休息和保养。肺结节的患者需要避免吸烟和被动吸烟，同时加强锻炼，保持充足的睡眠时间和良好的心态。在治疗期间,患者也可以通过调整饮食来保持健康,例如增加蔬菜和水果的摄入,减少酒精和咖啡因的摄入。患者需要遵循医生的指导和建议,并及时报告任何不适。

在治疗肺结节的过程中,休息是非常重要的一部分,这有助于患者恢复身体健康和提高治疗效果。

（龙　勇）

89. 肺结节的治疗是否会引起不良反应？

肺结节的治疗可能会引起一些不良反应,具体的不良反应取决于治疗方法和个体差异。以下是一些常见的不良反应和应对措施。

(1) 手术治疗的不良反应

肺结节手术可能会引起一些常见的不良反应,如呼吸困难、胸痛、肺功能下降、肺炎和血栓等。手术后可能需要留院观察数天至数周。在恢复期间,患者需要遵守医生的建议进行适当的锻炼和呼吸训练。有时会需要使用吸入器或其他呼吸器械来帮助呼吸。对于一些高风险的患者,手术可能会增加死亡风险。因此,医生会对患者进行全面评估,确保手术是最佳治疗选择。

(2) 放疗的不良反应

肺结节放疗的常见不良反应包括乏力、胸痛、咳嗽、呼吸困难、肺炎和皮肤损伤等。放疗可能还会引起食欲减退、恶心、呕吐、腹泻、消化不良等不适。一些患者可能会出现永久性的肺功能下降和气管狭窄等并发症。放疗的不良反应通常在治疗结束后数周到数月内消失,但有些可能会持续更长时间。医生会监测患者的放疗反应,并根据需要调整剂量和治疗计划。

(3) 化疗的不良反应

化疗是一种常见的肺结节治疗方法,但它可能会引起一些不良反应。最常见的不良反应包括乏力、恶心、呕吐、腹泻、脱发和口腔炎等。化疗可能还会影响骨髓功能,导致贫血、血小板减少和白细胞减少等问题。化疗也可能会影响免疫系统,使患者更容易感染。患者需要遵循医生的建议进行化疗,并定期进行化验检查以监测血液指标。在化疗期间,患者需要注意保持良好的营养和饮食习惯。

肺结节的治疗,无论是手术、放疗、化疗还是其他方法,都可能会引起一些不良反应。这些不良反应的种类和程度因治疗方式不同而异。

（侯　露）

90. 肺结节的复发率与治疗方法有关吗？

肺结节是一种常见病,随着医学技术的不断进步,肺结节的治疗方法也不断更新。良性肺结节多数不需要治疗,部分需要手术治疗的结节一般治疗后不会复发。目前,恶性肺结节的治疗方法主要包括手术切除、放疗、化疗等,治疗后存在一定的复发风险,不同的治疗方法对肺结节的复发率有着不同的影响。

(1)手术治疗

手术是肺结节治疗的主要方法之一,也是最有效的方法。手术的治疗成功率较高,能够有效地控制肺结节的复发。一般来说,处于早期肺癌阶段的肺结节手术治疗的复发率较低。此外,手术治疗的复发率还与手术的切除范围有关,切除范围不够是复发率增加的一个常见原因。

(2)放疗

放疗是通过辐射杀死癌细胞来治疗恶性肺结节的方法,其治疗效果与肺结节的位置、大小、形态及对放疗的敏感性等因素有关。放疗可以对肺结节进行精确治疗,避免对周围组织的影响,因此对于较小的肺结节,放疗的效果较好,复发率也较低。但对于一些大的肺结节,单纯放疗的治疗效果较差,复发率会相应增加。

(3)化疗

化疗是利用化学药物杀灭癌细胞的方法,主要适用于晚期肺癌。化疗的治疗效果与肺结节的类型、大小、对化疗药物的敏感性等因素有关。对于一些化疗敏感的肺结节，化疗可以有效地控制病情，降低复发率。但是，化疗会对人体造成一定的不良反应，且对肺结节的治疗效果也较难预测，因此需要在医生的指导下进行。

总的来说，肺结节的复发率与治疗方法有一定的关系，但具体的复发率取决于多种因素，如肺结节的类型、大小、位置等。在进行肺结节治疗时，需要根据具体情况选择合适的治疗方法，并在医生的指导下进行，以提高治疗的效果和预防复发。此外，在治疗后需要进行定期随访和检查，以及注意生活方式的调整和康复锻炼。在早期发现和治疗的恶性肺结节中，复发率通常很低，甚至可以接近于零，但对于分期较晚的恶性肺结节而言，复发率较高。恶性肺结节的类型、分期，患者的年龄和身体状况，以及治疗方法的选择不同，复发率会有所不同。

（龙　勇）

91. 肺结节的治疗现状存在的问题有哪些？

肺结节是一种常见的肺部病变，尤其是随着肺癌筛查的开展，肺结节的检出率逐年升高。尽管现在有多种肺结节的治疗方法可供选择，但仍然存在一些问题。

(1) 筛查问题

目前，关于肺结节的筛查对象、筛查方法、筛查周期等尚未达成共识。一些研究认为，对于高危人群进行低剂量 CT 筛查可以有效地提高早期肺癌的发现率和治疗成功率。但是，低剂量 CT 筛查也可能存在误诊和过度治疗的问题。

(2) 诊断问题

对于肺结节的诊断，目前主要依靠影像学检查和组织学检查，但是这些检查存在误诊和漏诊的可能性。因此，如何提高肺结节的准确诊断率仍然是一个难题。

（3）治疗问题

对于肺结节的治疗，目前主要依靠手术、放疗、化疗和靶向治疗等方法，但是每种治疗方法都存在着一定的不良反应和并发症。此外，对于不同类型的肺结节，不同的治疗方法的选择也存在争议，需要进一步的研究和探索。部分地区、部分医院存在对肺结节的过度治疗问题。

（4）随访问题

对于肺结节的随访，目前仍然缺乏规范化的标准。如何选择合适的随访方法和随访周期，如何判断肺结节的复发和转移等问题需要进一步研究。

（5）治疗的不良反应问题

肺结节的治疗方法都有可能对患者的身体造成一定的损伤。如手术切除可能会导致呼吸功能受损，化疗和放疗可能会引起恶心、呕吐、脱发等不适症状。

（6）治疗费用问题

无论采用哪种治疗方法，肺结节的治疗费用都相对较高。

总之，对于肺结节的治疗现状存在的问题需要通过进一步的研究和探索来解决，以提高肺结节的早期诊断和治疗效果，降低其对患者的危害。

（龙　勇）

参考文献

[1] 赫捷,李霓,陈万青,等.中国肺癌筛查与早诊早治指南(2021,北京)[J]. 中国肿瘤,2021,30(2):81-111.

[2] 周清华,范亚光,王颖,等.中国肺癌低剂量螺旋CT筛查指南(2018年版)[J].中国肺癌杂志,2018,21(2):67-75.

[3] 国家卫生健康委办公厅.原发性肺癌诊疗指南(2022年版)[J].协和医学杂志,2022,13(4):549-570.

[4] 王芝馀,陶润仪,冯锦腾,等.多发肺结节的外科治疗进展[J].中华胸部外科电子杂志,2021,8(2):108-112.

[5] 邱志新,李为民.肺部结节的诊断及处理进展[J].华西医学,2018,33(1):8-14.

[6] 齐琳琳,王建卫.持续存在的肺纯磨玻璃结节研究新进展[J].中国医刊,2017,52(10):16-20.

[7] 中华医学会呼吸病学分会肺癌学组,中国肺癌防治联盟专家组.肺结节诊治中国专家共识(2018年版)[J].中华结核和呼吸杂志,2018,41(10):763-771.